건강100+ 세시리즈 ①

당뇨병

극복할수있는비결

동경도제생회중앙병원 원장
堀内光
張根五 옮김

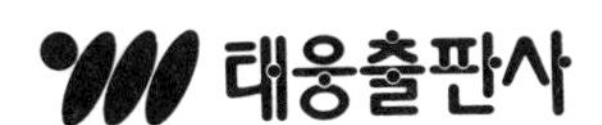

머 리 말

오늘날의 우리 주변에는 의학이나 건강에 관한 정보가 넘쳐 흘러서, 누구나가 성인병에 대한 그 나름대로의 지식을 가지고 있다고 할 수 있읍니다. 그러나 보이지 않게 다가오는 성인병을 향하여, 그 지식을 무기로 삼아 맞설 수 있는 사람이 얼마나 될까요.

대개 권위있는 의사들은 이구동성으로 "지식을 얻어야 할 것이 아니라, 습관을 바꿔야 한다"고 말하고 있읍니다. 과식, 흡연, 운동부족과 같은 매일매일의 생활이 그 원인인 것입니다. 적은 우리의 몸 안에 숨어 있음을 아는 것만으로는, 여러분은 틀림없이 성인병을 갖는 길로 들어서게 될 것입니다.

최근에 매스컴에서도 성인병에 대하여 자주 언급하고 있고, 각기 분야에서 내노라 하는 저명한 의사들에게 성인병의 예방을 위한 일상생활을 되돌아보는 것을 테마로 조언을 들어 보았읍니다. 단편적인 지식을 전하는 것만이 아니라, 우리의 생활을 전체적으로 다루어서 질병을 "어떻게 생각해야 하는가"에 대해서입니다. 의사 선생님들의 진지하고 박력있는 메시지가 독자 여러분의 호평을 받으리라 믿어 맞이 않습니다.

의사 선생님들의 메시지를 「지식」으로 서가 아니라, 생활을 되돌아보기 위한 「지혜」로서 받아들여 주었으면 더 바랄 것이 없읍니다.

「여러분이 당뇨병이라는 것을 어떻게 생각하고 계신지, 오히려 이쪽에서 묻고 싶습니다」라고 저는 말하고 싶을 정도입니다. 오랫동안 당뇨병 치료와 관계를 맺어 온 제가 가장 뼈저리게 느끼는 것은, 당뇨병에 대하여 너무나도 잘못된 지식이 세간에서 통하고 있다는 점입니다. 당뇨병이란 「오줌에 당이 나오는 병」이라고 생각하는 사람이 당뇨병 환자 중에도 많이 있읍니다.

그러나 오줌(뇨)에 당이 나온다고 해서 모두 당뇨병이라고는 할 수 없읍니다. 반대로 오줌에 당이 나오지 않더라도 당뇨병인 사람이 있읍니다. 당뇨병은 "100만인의 병"이라고 말할 정도로 많은 사람들이 가지고 있는 병이지만, 비교적 올바른 지식이 보급되어 있지 않은 것이 실상입니다. 그러므로, 당뇨병의 이야기를 할 때, 그 사람이 당뇨병에 대하여 어떻게 생각하고 있는가를 반대로 묻고 싶을 정도입니다.

현재 「당뇨병」이라는 이름은 갖가지 오해를 낳고 있는데, 이 책의 제명을 《당뇨병은 병이 아니다》라고 한 것도 그 때문입니다. 얼핏보기에 당돌한 제명 같지만, 거기에는 당뇨병에 대한 그릇된 견해, 사고방식을 근본적으로 바꾸었으면 하는 바램이 담겨 있는 것입니다. 당뇨병이라고 하더라도, 정확하게는 당뇨도 아니고, 병도 아닙니다.

따라서 최초의 메시지는 「당뇨는 병이 아니다」라는 것부터 시작됩니다. 그후 세상에 유포하고 있는, 당뇨병의 소위 “상식의 허실”의 껍질을 한 장 한 장 벗겨 가려고 합니다. 그렇게 함으로써 여러분이 당뇨병에 대한 올바른 사고방식을 갖게 되었으면 합니다.

한마디로 당뇨병이라고 하더라도, 그 양상은 여러가지입니다. 이 책에서는 주로 성인병으로서의 당뇨병에 초점을 맞추어 설명해 나가고 있읍니다. 몸속에서 인슐린은 나가 버리지만, 음식의 과잉섭취나 운동부족, 비만과 같은 환경에 의하여, 인슐린의 작용이 약해진 결과로 생기는 종류의 당뇨병인 것입니다. 이런 타이프의 당뇨병이 전체의 약 80퍼센트를 차지하고 있읍니다.

오늘날은 먼 우주공간에 쏘아올려진 인공위성 속에서도 당뇨병과 관계 있는 실험이 실시되고 있는 시대인 것입니다. 당뇨병의 치료는 한 걸음 한 걸음 확실하게 전진하고 있읍니다. 그러나 대부분의 치료나 예방은 평소의 일상생활 속에서도 충분히 할 수가 있는 것입니다.

이 책을 읽고, 한 사람이라도 더 당뇨병에 대한 올바른 지식을 알게 되어「음식을 적게 먹고, 많이 걷는 생활」을 해주신다면, 우주로부터의 복음을 기다릴 필요도 없이, 이 지상에서 당뇨병에 의한 많은 불행이 사라 지리라 확신합니다.

저자

차 례

차 례

차 례

Ⅳ

양생훈은「적게 먹고 걷는 생활」

I

잘못투성이의 당뇨병에 대한 「상식」

● 당뇨병은 병이 아니다

처음부터 뜻밖의 말을 하는 것 같지만, 당뇨병을 말할 때 먼저 "당뇨병은 병이 아니다" 라는 것을 알아둘 필요가 있읍니다. 무릇「당뇨병」이란 말이 아주 많은 사람들에게 오해를 주고 있는 것 같습니다.

내 생각으로는 당뇨병이라고 말하지만, 정확하게는 당뇨도 아니고 병도 아닙니다. 당뇨병이라고 하면「오줌에 당이 나오는 병」이라고 대개는 생각하고 있읍니다. 하지만 오줌에 당이 나왔다고해서 반드시 당뇨병은 아닌 것입니다.

오줌에 당이 나오는 현상은 당뇨병 이외의 사람에게도 나타납니다. 예를들면 정신적으로 긴장이 매우 높아졌을 때 나타나기도 하고, 과식했을때 나타나기도 합니다. 이런 경우에는 당이 나오더라도 당뇨병이 아닙니다.

반대로 오줌에 당이 나오지 않더라도 당뇨병인 사람이 있습니다. 당뇨병이라도 그것이 오랜 세월을 경과했거나 나이를 먹으면 당이 나오지 않게 됩니다. 또한 당뇨병인 사람도, 아침에 일찍 일어나 공복시에 오줌을 받으면 당이 나오지 않는 경우가 있습니다. 따라서 오줌에 당이 나오니까 당뇨병, 당이 나오지 않으니까 당뇨병이 아니라고는 할 수 없습니다. 그만큼 당만을 기준 삼아서 판단하면, 당뇨병을 잘못 판단할 염려가 있습니다.

그러면 첫머리에서 당뇨병은 병이 아니라고 말한 바 있는데, 여기서 잠시 병이란 무엇인가를 생각해 보기로 합시다.

예를들면, 폐염이라는 병이 있습니다. 폐염은 자기의 몸 속에 어떤 다른 것, 바이러스, 또는 세균이 몸속에 들어와서 병을 일으키게 되는 것입니다. 그러므로 폐염이라는 병을 고치려면 이 세균을 없애거나 또는 죽이지 않으면 안됩니다. 실제로 현재, 폐염의 치료에는 그런 약이 사용되고 있습니다. 그러나 당뇨병은 그런 종류의 병이 아닌 것입니다.

그러면 도대체 당뇨병이란 무엇일까.

나는 당뇨병이란 그 환자 자신이라고 말하고 싶습니다. 그것은 당뇨병이란 일종의 체질이기 때문입니다. 타이프라고 해도 좋을 것입니다. 조금만 추워지면 금방 목이 아파져서 기관지가 상하기 쉽습니다. 이것은 기관지가 약한 타이프의 사람입니다. 다른 사람과 같은 음식을 먹어도 위의 컨디션이 나빠지는 사람은 위가 약한 타이프입니다.

이와 마찬가지로 당뇨병에 걸리기 쉬운 타이프라는 것이 있는 것입니다. 어떤 일정한 조건이 갖추어지면, 당뇨병이라는 증상이 나와 버립니다. 그것이 어떤 타이프인가는 나중에 설명하겠읍니다. 그 증상은 밖에서 병원균이 들어왔기 때문이거나, 무엇인가에 걸린 원인으로 생기는 것은 아닙니다. 지금까지의 일상생활을 해오는 사이에 일정한 조건이 갖추어지면 차츰 나타나게 됩니다. 자기 자신의 생활방식에 의하여 나타나는 것이지, 다른 많은 병처럼 밖에서 오는 원인만으로 생기는 것은 아닙니다. 당뇨병 모두가 그렇다고는 할 수 없지만 당뇨병의 90 퍼센트가 그렇습니다. 특히 성인병으로서의 당뇨병은 전부라고 해도 좋을 것입니다.

이런 점을 모르기 때문에 얼토당토 않은 그릇된 사고방식이 세상에 당뇨병의 "상식"으로 통하고 있는 것입니다.

오늘날, 대부분의 당뇨병이 아주 좋아지고 있읍니다. 당뇨병의 증상이 빨리 고쳐집니다. 증상이 없어졌으니까 병이 나았다고 생각해 버립니다. 바이러스가 퇴치되어 폐염이 나았다는 감각으로 파악하고 있읍니다. 그래서 다시 본래의 생활로 되돌아가 버립니다. 그러면 또다시 당뇨병의 증상이 나타납니다. 그것이 되풀이 되는 사이에 증상은 악화되어 갑니다.

여러분은 누구나가 혈액형을 가지고 있읍니다. A형인 사람도 있고, B형이나 O형, 개중에는 AB형인 사람도 있을 것입니다. 잡지 따위를 펼쳐보면, 혈액형에 의한 성격 판단이나 점 같은 기사가 마치 혈액형으로 그 사람의 인생이 좌우되는 것처럼 쓰여 있는 경우가 있읍니다. 그러나 나는 A형인데, 마음에 들지 않으니까 B형으로 바꾸어 달라고, 병원에 가는 사람은 없을 것입니다. 아무도 그런 생각을 하는 사람은 없을 것입니다.

당뇨병 체질이라고 하는 것은 혈액형과 같은 것입니다. 이것 저것 생각하고 심각해질 필요는 없읍니다. 그보다도 당뇨병의 체질을 지니고 있으면서 어떻게 하면 건강해지는가를 생각하는 것이 중요합니다.

병의 치료란, 그 병의 증상을 낫게 하는 것은 결과적으로는 가능합니다. 하지만 목적은 어디까지나 자신을 건강하게 하는 일입니다.

당뇨병을 생각할 때, 당뇨병이라는 이름에 구애받지 않는 것이 당뇨병을 올바르게 이해하기 위한 첫째 포인트인 것입니다.

● 당뇨병 타이프와 당뇨병 환자는 다르다

그러면 당뇨병 타이프란 도대체 어떤 타이프일까요?

그것을 알려면 인슐린이라는 이름의 호르몬에 관하여 이해할 필요가 있읍니다.

갑자기 이상한 이름이 튀어 나왔지만, 우리의 위장 뒷편에는 췌장이라는 길죽한 고기 덩어리가 있읍니다. 그곳에서 나오고 있는 호르몬이 인슐린인 것입니다. 호르몬이라는 말은 평소에도 자주 쓰이지만, 우리나라 말로 나타내면 내분비입니다. 내분비란 문자 그대로 혈관속에 특수한 물질을 분비하는 것입니다. 혈관이라는 것은 어디에나 몸 밖으로는 열려있지 않습니다. 이를테면 전부 폐쇄된 가늘고 긴 루프와 같은 것입니다. 그곳에 물질을 분비하는 것이 내분비이며, 그 물질을 호르몬이라고 하는 것입니다.

땀이나 침이나 위액, 또는 췌액이나 장액이라는 것은 입에서 항문까지 밖으로 이어져 있는 곳에 분비합니다. 그것이 외분비인 것입니다. 우리는 내분비라는 몇가지의 호르몬을 몸 안에서 분비하고 있는 셈입니다. 그 중 췌장에서 인슐린이라는 호르몬이 나오고 있읍니다.

이 인슐린은 혈관 속에 분비되므로, 차츰 가느다란 혈관까지 가서 온몸에 나누어집니다. 그리고 그 가느다란 혈관에서 밖으로 빠져나가게 되는 것입니다. 인간의 몸은 여러가지 세포 덩어리입니다. 세포는 세포막이라고 불리어지는 막으로 덮여 있읍니다. 우리가 음식물을 섭취하면, 그 영양이 혈관을 통해서 운반됩니다. 그리고 혈관속의 영양물은 이 막을 통하여 세포 속으로 들어갑니다. 우리의 몸은 이런 구조를 통하여 건전한 세포를 유지하고 발달시킬 수 있도록 되어 있읍니다.

그런데 혈관속의 영양이 세포 속으로 들어가려면, 영양분 단독으로는 이 막을 통과할 수 없는 것입니다. 그곳에 동시에 인슐린이 없으면 영양분은 세포 속으로 들어갈 수가 없는 것입니다. 즉 영양분을 세포 속으로 들어갈 수 있는 힘을 주는 것이 인슐린인 것입니다. 인슐린이 없으면 애써 영양분을 섭취하더라도 우리의 몸에는 이용되지 않습니다. 인슐린이란 그런 힘을 발휘하는 호르몬인 것입니다.

그런데, 인간의 몸은 이상한 것이어서 그 인슐린과는 정반대 방향으로 작용하는 호르몬도 있는 것입니다. 예를들면 하수체(下垂涕)의 호르몬인 생장 호르몬이 바로 그것입니다. 생장 호르몬은 전신으로 발육을 촉진하는 역할을 하고 있는데, 이것이 너무 많이 분비되면 인슐린과 서로 대항하게 됩니다.

당뇨병의 대부분은 췌장에서 인슐린이 나오고 있읍니다. 여러분이 특히 관심이 있는 성인병으로서의 당뇨병은 췌장이 고장나서 인슐린이 나오지 않아 생기는 것은 아닙니다. 인슐린은 분명히 나오고 있읍니다. 하지만 그것이 나오는 방법에도 문제가 있읍니다.

인슐린을 나오게 하는 것은 당입니다. 당뇨병이라고 하면, 무언가 당을 적으로 삼고 있는 것 같지만, 우리의 몸에 당은 불가결한 것입니다. 당이 췌장에까지 와서 그것에 자극받아 인슐린이 나오게 되는 것입니다. 그 자극에 의하여 건강한 사람은 인슐린이 시원스럽게 나옵니다. 그런데, 당뇨인 사람은 제대로 나오지 않습니다. 나오는 상태가 조금 다른 것입니다. 아무튼 당이 어느 정도 없으면 인슐린은 잘 나오지 않습니다.

인슐린의 작용이 약해지면, 몸 안의 영양을 이용할 수 없게 됩니다. 이용할 수 없는 영양은 혈액 속에 저장되어 버립니다. 이런 상태가 되면 우리 몸에 여러가지 좋지 않은 증상이 나타납니다. 이것을 당뇨병이라고 하는 것입니다. 따라서 당뇨병 체질이라는 것은, 무언가 인슐린의 활동이 약해지기 쉬운, 또는 어떤 조건하에서는 약해져 버리는 그런 몸의 타이프를 지닌 사람을 가리키는 것입니다.

그래서 여러분 누구나가 신경을 쓰는 것은 과연 자신이 당뇨병 체질이 아닐까 하는 점일 것입니다. 결론부터 말하자면 여러분 누구나가 당뇨병 체질일 수 있다는 점입니다. 우리나라 사람 모두가 당뇨병 후보인 셈입니다.

「부모가 당뇨병이 아니니까 나는 괜찮다」는 생각도 통하지 않습니다. 당뇨병과 유전과의 관계는 나중에 설명하겠지만, 부모가 당뇨병이 아니다. 할아버지, 할머니한테도 당뇨병 환자가 없다는 것만으로 자신이 당뇨병 체질이 아니라는 증거는 없읍니다. 더구나 지금의 할아버지, 할머니는 20세기초에 태어난 사람들이고, 그 시대에 우리나라의 의학은 아직 그런 체질같은 것을 조사하지도 않았읍니다. 그러니까

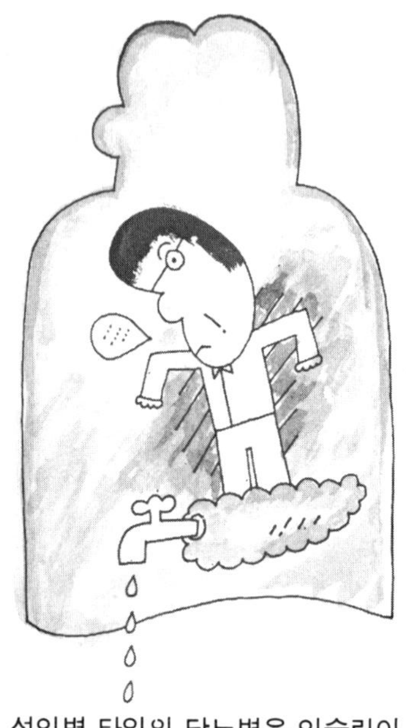

성인병 타입의 당뇨병은 인슐린이 분비된다.

누구나가 당뇨병 체질일 가능성이 있는 것입니다. 당뇨병이「백만인의 병」이라고 말해지는 것도 그 때문입니다.

그러나 당뇨병 체질을 지니고 있는 사람에게 전부 당뇨병의 증상이 나타나느냐 하면 그렇지도 않습니다.

성인병 타이프의 당뇨병은 전부 인슐린을 스스로 내고 있는 것입니다. 그 나와 있는 인슐린을 어떻게 작용시키는가. 당뇨병이 되느냐 되지 않느냐는 그 작용 여하에 의합니다. 당뇨병 체질인데다가 어떤 조건, 그것을 환경이라고 하는데, 체질에 환경이 가해져서 인슐린이 작용하지 않게 되면 증상이 나타납니다.

그럴 때, 처음으로 그 사람은 당뇨병이라고 하는 것입니다.

● 당뇨병은 원인이 아니라 결과다

그러면, 도대체 그 환경이란 무엇인가가 문제입니다.

먼저 많이 먹지 말아야 합니다. 먹으면 먹을수록 인슐린이 더 많이 필요해집니다. 그런데 인슐린의 분비가 먹는 양을 따라가지 못합니다.

많이 먹는다는 것의「많이」라는 것은 그 사람의 몸이 어느 정도의 영양을 필요로 하고 있는가에 따라서 달라집니다. 즉 영양의 필요량은 몸을 얼마나 움직이는가에 따라서 달라집니다. 몸을 격렬하게 움직이는 사람은, 많은 영양분이 필요해집니다. 그러나 하루종일 앉아있는 사람에게는 별로 많은 영양분이 필요치 않습니다. 예를들면, 프로 스포츠 선수와 회사의 사무원인 사람은 많이 먹는다고 하더라도 그 양이 당연히 달라지게 마련입니다.

대체로 몸을 많이 움직이지 않으면서 필요 이상의 영양분을 섭취하고 있는 것이 과식인 것입니다. 따라서 과식과 운동부족은 앞뒤가 일체인 관계라고 해도 좋을 것입니다.

과식에다 운동부족이 겹쳐지면, 우리 몸은 어떤 변화를 일으키는가. 말할 필요도 없이 비만입니다. 인슐린에는 적당하게 몸을 움직여야만 활동하는 힘이 높아지는 성격이 있읍니다. 그와 반대로, 건강한 사람이라도 몸을 움직이지 않는 안정상태에서는 인슐린의 작용이 약해집니다.

비만은 과식과 운동부족의 결과이므로 복싱에서 말하자면 더블 펀치처럼, 인슐린의 활동을 약화시킵니다. 즉 그만큼 당뇨병의 증상이 나타나기 쉬어지는 셈입니다.

아침, 점심, 저녁의 식사는 영양을 고려해서 배에 8푼 정도 차게 먹습니다. 물론 배에 8푼 정도라고 할 때에는 알콜 따위는 포함되지 않습니다. 거기에다 플러스 200칼로리, 이것이 하루의 생활 속에서의 건강한 식생활의 기준인 것입니다. 그러므로 소주를 0.7홉쯤 마시면 그 다음은 간식을 들지 말아야 합니다.

다만 이것은 매일매일의 생활을 말하고 있는 것입니다. 때로는 파티 등이 있어서 술을 많이 마시는 경우나 맛있는 음식을 포식하는 경우도 있을 것입니다. 그런경우는 상관없다고 말하고 싶습니다. 그것마저 할 수 없다면 일상생활은 너무 무미건조할 것입니다. 이따금 그렇게 과음이나 과식을 하게 되면 그날은 확실히 혈당이 올라갑니다. 그러나 평소에 규칙적인 생활을 하다 보면 곧 정상으로 되돌아갑니다. 그것으로 건강이 나빠졌다고는 나는 생각지 않습니다. 그러므로 자주 많이 먹고 마실 기회가 있는 사람은 더구나 평소에 적게 먹는 식생활, 운동하는 생활을 해야 합니다.

당뇨병 체질을 지닌 사람은, 본래 인슐린이 활동하기 쉬운 타이프의 몸을 가지고 있읍니다. 대개는 인슐린을 내면서 건강한 생활을 보내고 있지만 어떤 사소한 계기로 인슐린이 나오는 것이 약해져 버립니다. 그런 체질인데다가 다시 인슐린의 활동을 방해하는 육체적 조건을 몸에 익혀 갑니다. 과식을 오래 계속하면 운동부족도 계속됩니다. 그리고 점점 뚱뚱해집니다. 이 세가지 조건은 전부 인슐린의 활동을 방해합니다.

스스로 그런 환경을 만들어 생활하다 보면, 금방 당뇨병의 증상이 나타나지 않더라도, 얼마 후에는 나타나게 마련입니다. 5년이 지나고, 10년이 지나는 동안에 검사를 하면「당신은 당뇨병이군요」라는 말을 듣게 됩니다. 이것이 당뇨병에 이르는 순서인 것입니다. 우리는 그것을 발증이라고 합니다. 이 단계에서 당뇨병 체질은 당뇨병 환자로 변하게 되는 것입니다.

대부분의 당뇨병 환자를 보면, 5년에서 10년쯤은 아주 잘 먹고 있읍니다. 그런데도 별로 운동을 하지 않으므로 점점 살이 찌게 됩니다. 당뇨병 환자의 80퍼센트가 이러한 개인적인 역사를 지니고 있읍니다. 한 마디로 당뇨병이라 하더라도 여러 종류가 있는데, 가장 많은 것이 이런 타이프입니다. 소위 성인병이라고 일컬어지는 중년 이후에 발생하는 당뇨병의 전형적인 모습인 것입니다.

과식, 운동부족, 비만, 이들 3대 요인의 결과로, 오줌에 당이 나오게 되는 것입니다. 오줌에 당이 나온다는 것은 인슐린이 작용하지 않아서 혈관속에 영양분이 저장되고, 그것이 어느 수준이상이 되면 오줌에도 당이 섞여 나오는 결과가 되는 것입니다. 그러므로 당뇨라는 것은 결과이지 원인이 아닙니다. 당뇨병이 있으니까 살이 찐다. 당뇨병이니까 운동을 할 수 없는 것은 아닙니다. 사실은 그 반대입니다. 이런 점을 잘못 알고있는 사람이 의외로 많습니다.

또한 혈당이 높다는 것도 결과입니다. 결과만을 처리하더라도, 원인을 처리하지 않으면 일은 해결되지 않습니다. 냄새나는 것에 뚜껑만 닫는 것과 같습니다. 당뇨가 결과라는 것을 알고 있다면, 혈당이 높으니까 내리면 된다든가, 오줌에 당이 나오니까 그 당을 없애면 되는 것이 아닙니다. 그러나 지금부터 20~30년 전까지는 의사도 그 결과만을 보고 열심히 처리하고 있었던 것입니다.

당뇨병이란 이름은 지금으로부터 200~300년 전에, 어떤 사람의 오줌에 당이 나오고 있음이 증명되어, 그때 붙여진 이름입니다. 그 이름을 우리는 지금도 그대로 쓰고 있지만, 그 내용의 해석은 학문의 발달과 함께 크게 변했읍니다.

옛날과 오늘날과는 당뇨병의 사고방식이 여러가지 점에서 다릅니다. 그런데, 아직도 옛날식의 당뇨병의 지식을 바탕으로 하여 생각하고 있는 사람이 많이 있읍니다. 그것이 당뇨병의 「상식」처럼 퍼져 있읍니다.

그런 뜻에서는 당뇨병 만큼 잘못 투성이의 지식이 퍼지고 있는 병도 없을 것입니다.

● 단것을 먹어서 당뇨병이 되는 것은 아니다

옛날 당뇨병 환자의 치료법은 아무튼 단것을 많이 먹이지 않기만 하면 좋다는 사고방식이었습니다. 그러므로 강낭콩을 많이 먹는 일이 유행되기도 했었읍니다.

그리고 옛날 우리나라 당뇨병의 식사는 두부나 비지에 기름을 많이 섞어서 칼로리가 높은 식사를 들던 시대도 있었읍니다. 그런 것은 오늘날의 생각으로는 모두 틀린 것입니다. 그런데, 그런 잘못된 사고방식이 아직도 끈기 있게 남아 있읍니다.

아직도 나는 단것을 먹지 않으니까 당뇨병에는 끄떡없다고 생각하고 있는 사람이 있읍니다. 하지만, 사실은 달고 매운 것 하고는 관계가 없읍니다. 단것만은 안된다. 달지만 않으면 괜찮다는 것은 옛날 사고방식입니다. 그러므로 나는「단것은 좋지 않다」고는 말하지 않습니다.

다만 당뇨병 환자 가운데는 단것을 매우 좋아하는 사람이 있습니다. 단것이 먹고 싶어서 견디지 못하는 사람은 단것을 억제하지 못한다는 표현도 맞습니다. 요컨대 칼로리를 지나치게 섭취해서는 안된다는 것이지만, 그렇다고 해서 만두라든가 양갱과 같은 칼로리가 많고 단것을 먹지만 않으면, 그 다음은 무엇을 먹건 상관이 없다는 것은 아닙니다.

서울 부근의 가정주부는 손님이 오면 차와 함께 과자를 대접하고 함께 먹는 일이 많습니다. 과자는 물기가 없고 가벼우니까 몇 개라도 먹을 수가 있읍니다. 그러나 과자는 1그램당 칼로리가 매우 높습니다. 그것을 10개나 먹는다면 굉장히 많은 칼로리입니다. 아무리 설탕 먹는 것을 억제하고 있다 하더라도 과자를 10개씩이나 먹는다면 아무 소용이 없읍니다.

당뇨병의 「당」이라는 말에 현혹되어 있는 사람도 적지 않습니다. 당이니까 설탕을 많이 섭취하는 사람이 당뇨병이 된다고 생각하기 쉽습니다. 그리고 당분만 적게 섭취하면 당뇨병이 되지 않는다고 믿고 있읍니다. 그래서 이따금 당뇨병을 걱정하는 사람으로부터 「조리할때 설탕을 쓰지 않고 미원을 쓰고 있읍니다」라는 말을 듣곤 합니다. 하지만, 설탕을 미원으로 바꾼다는 것은 당뇨병과는 별로 관계가 없는 일입니다.

이런 사람은 혈당만 올라가지 않으면 된다고 생각하고 있는 것입니다. 그래서 곧 설탕에 신경을 쓰게 되는 것입니다. 혈당에 관해서는 나중에 자세히 설명하겠지만, 혈당치가 얼마냐에 따라서 웃고 걱정하는 사람은, 혈당이란 것이 무엇인가를 오해하고 있는 사람이 많습니다. 이는 건강입니다. 건강하기 위해서는 균형 있는 식사를 하는 일이 필요 불가결해집니다. 특히 당뇨병 체질을 지닌 사람은 더욱 그것에 신경을 쓰지 않으면 안됩니다.

그것이 단것만 먹지 않으면 된다는 생각이 되면, 반대로 그렇다면 달지만 않으면 괜찮다는 생각과 통하게 됩니다. 아무리 설탕을 먹지 않더라도 고기 따위를 많이 먹으면 살이 찝니다. 건강이란 것은 별로 뚱뚱하지 않을 것, 몸을 쉴새없이 쓰는 것, 약간 적게 먹는 것, 이것이 건강인 것입니다. 그러므로 달고 맵다는 사소한 일에 신경을 쓸 것이 아니라, 일상생활 전체를 건강하게 생활하고 힘차게 일하는 것이 무엇보다도 중요합니다.

그러면 여분의 칼로리가 몸에 남지 않습니다. 결국 칼로리가 높으면 높을수록 인슐린이 많이 필요해집니다. 그런데 인슐린의 분비가 그것을 따라가지 못하게 됩니다. 당뇨병이란 그런 타이프의 사람에게 많습니다. 이것을 잘 이해하면 달고 매운 음식을 먹는 것과는 아무런 상관이 없음을 알게 될 것입니다.

● 부모가 당뇨병이면 자식도 당뇨병이 되는가

당뇨병은 오늘날 유전병의 하나로 다루어지고 있습니다.

양친이 당뇨병이면 자녀도 당뇨병이 되는 율이 그렇지 않은 사람보다 높습니다. 예를들면 양친이 모두 당뇨병인 가정에 5명의 자녀가 있다고 합시다. 그러면 5명 가운데 몇 명이 당뇨병이 될까. 5명이 있으니까 5명 모두 당뇨병이 된다고는 할 수 없읍니다. 그렇지만 5명 가운데 3명이나 4명은 당뇨병이 될 가능성이 있읍니다. 이처럼 양친이 당뇨병인 가정의 자녀가 당뇨병에 걸리는 율은 매우 높다고 할 수 있읍니다.

실제로 이란성 쌍동이의 한 쪽이 당뇨병이면, 일생 동안에 다른 한 쪽도 반드시 당뇨병이 됩니다. 그만큼 당뇨병은 유전율이 높습니다. 그러므로「당뇨병은 유전되는가」라는 질문을 받으면,「당뇨병은 유전합

당뇨병 체질은 유전한다

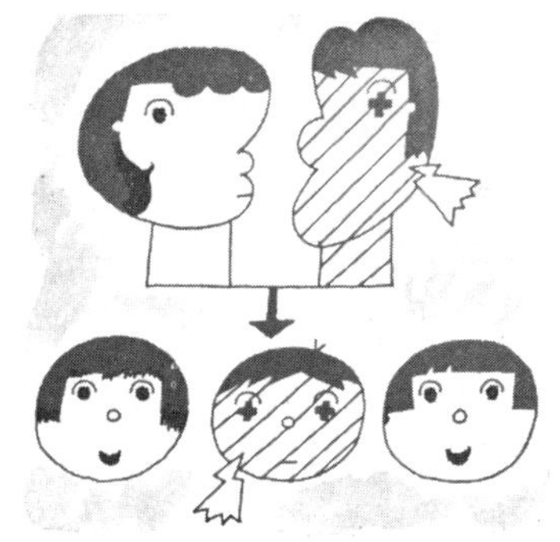
부모중 한쪽이 당뇨병일 경우 그 자식의 30%가 당뇨병이 된다.

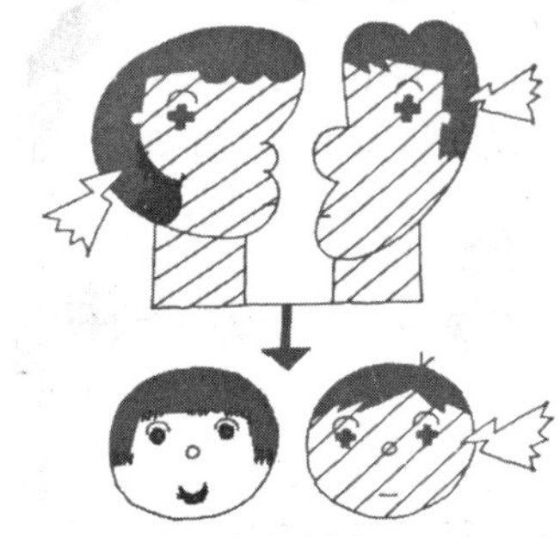
양친이 당뇨병일 경우 그 자식의 반이상이 당뇨병이 된다.

니다」라고 답할 수 밖에 없읍니다.

당뇨병 체질은 확실히 유전됩니다. 그러나 체질이 유전된다고 해서 어버이로부터 그 체질을 이어받은 사람이 금방 발증한다고는 할 수 없읍니다. 현재 우리나라에서 당뇨병 체질이 아닌 사람은 거의 없지 않을까 하고 생각될 정도이지만, 당뇨병 환자로 치료를 받고 있는 사람은 그다지 많지 않습니다.

당뇨병 체질을 가지고 있는 사람이라도 식사나 운동에 신경을 쓰면 건강하게 지낼 수 있읍니다.「100명 가운데 80명은 그런대로 괜찮게 지낸다」고 나는 생각하고 있읍니다. 나머지 20명이 조금 손을 대지 않으면 무사하지 못한 문제를 안고 있읍니다.

당뇨병이 유전되는 것이 아닌가 하는 생각은 옛부터 있어 왔읍니다. 다만 어떤 유전형식을 거치는가를 모르고 있었을 뿐입니다. 그런데 최근에 알려진 바로는 당뇨병에는 체질이 매우 농후하게 유전되는 것과 어린이의 당뇨병처럼 갑작스럽게 나타나는 경우가 있다는 점입니다.

옛날에는 어린이의 당뇨병은 갑자기 나타나고 중증이므로, 이것은 유전이 농후하다고 생각되었었읍니다. 그래서 그 어린이의 가계를 조사해 보았더니 뜻밖에도 어린이의 당뇨병에는 유전적인 가계가 없고, 있어도 아주 적었읍니다. 그래서 어린이의 당뇨병은 아무래도 다르게 발증하는 모양이라고 추측하기에 이르렀읍니다.

오늘날 우리는 당뇨병을 A형과 B형으로 나누고 있읍니다. A형은 어린이의 당뇨병에 많고, B형은 성인의 당뇨병에 많습니다. 우리들 의사가 임상에서 실제로 보고 있는 당뇨병 환자는 B형이 단연 많아, 약 80퍼센트 이상을 차지하고 있읍니다.

이와 같이 여러가지 역학적(疫學的)인 조사로 당뇨병이 해명되어 왔는데, 최근에 와서, 정말 그처럼 나눌 수 있는가 하는 의문이 생기고 있읍니다.

그 이유는 같은 B형이라고 하더라도 그 가운데는 여러가지 타이프가 있읍니다. A형도 마찬가지입니다. 성인의 당뇨병에도 여러가지 타이프가 있읍니다. 최근에는 역학적인 검사에 의하여 두 가지로 나누어져 있지만 당뇨병은 절대로 두 가지로 나눌 수 있다는 확증은 없읍니다. 그만큼 매우 복잡합니다.

당뇨병이 유전된다면, 어버이인 내가 당뇨병이니까, 나의 아들도 당뇨병이다. 그러니까, 자식인 너도 나와 똑같은 식사를 하라고, 어버이는 말하지만 이것은 잘못입니다.

우리 집안은 당뇨병 체질이니까 당뇨병이 발증하지 않도록 항상 조심한다. 자녀에게도 균형있는 식사를 시키고, 운동을 권장하고, 뚱뚱해지지 않도록 한다. 이것은 매우 좋은 일입니다. 자녀가 발증하지 않도록 예방적인 환경을 만들어 주는 일은 당뇨병을 지닌 어버이의 의무라고 해도 좋을 것입니다. 그러나 한참 자랄 나이인 자녀에게 「나는 당뇨병이다. 너도 내 자식이니까 당뇨병이다」라고, 곧 식이요법을 하지 않으면 안된다는 것은, 매우 위험하고 잘못된 생각인 것입니다.

당뇨병 체질은 유전한다고 하더라도, 이 정도로 오해하는 일이 없도록 잘 알아둘 필요가 있읍니다.

또 한 가지는, 반대로 자신의 부친이나 모친이 분명히 당뇨병 환자였다는 경우가 있읍니다. 그러나 자신에게는 어른이 된 현재도 당뇨병의 증세가 나타나지 않는다 하더라도, 40세가 넘으면 반드시 한 번은 검사를 받아보는 것이 좋을 것입니다. 특히 운동부족이 되기 쉬운 환경에서 생활하고 있는 사람의 경우는 더욱 검사해 볼 필요가 있읍니다. 그런 사람은 자신도 부모로부터 당뇨병 체질을 물려받고 있을 가능성이 높습니다. 성장기에는 증세가 나타나지 않더라도 성장기와 같은 식사량을 섭취하고 있으면, 중년기에 살이 쪄서 당뇨병의 증상이 나타나는 예도 많습니다.

여성이라고 당뇨병이 예외일 수는 없읍니다. 가정주부 가운데는 자녀가 자라서 바쁘지 않게 되면 갑자기 살이찌는 사람이 있읍니다. 청소, 세탁, 취사와 같은 가사노동은, 오늘날에는 거의가 전환되어 옛날과는 비교할 수 없을 만큼 몸을 움직이지 않도록 되어 있읍니다. 이런 생활환경 속에서는 여성의 당뇨병도 증가하게 마련입니다.

당뇨병 체질이 유전하는 이상, 부모가 당뇨병이었던 사람은 더욱 건강한 생활을 하도록 힘써야 할 것입니다.

● 당뇨병의 진짜 두려움은, 당뇨병만으로 그치지 않는다는 데 있다

당뇨병이란 의외로 흔한 증상이어서 가볍게 보아 넘기는 경향이 있습니다. 예를들면 「당뇨병으로 죽는 사람은 없다」라는 식의 말을 가끔 듣는 경우가 있는데, 그것은 큰 잘못입니다. 가장 무서운 것은 당뇨병이 다만 당뇨병만으로는 끝나지 않는다는 점입니다. 즉 당뇨병의 합병증입니다. 합병증으로 인해 많은 사람이 목숨을 잃고 있습니다.

옛날에는 당뇨병의 합병증은 별로 문제가 되지 않았읍니다. 아직 치료법이 발달하지 않았던 때에는, 당뇨병 환자는 별로 오래 살지 못했었읍니다. 수명이 매우 짧았으므로, 합병증이 나타날 틈이 없었던 것입니다.

그런데 최근에는 치료법이 발달하여 당뇨병을 일찍 발견하고 치료하므로, 당뇨병 환자가 단명하는 일은 없게 되었읍니다. 그 반면에 30년~40년 살다 보면, 갖가지 합병증이 나타나게 되었던 것입니다. 합병증은 온 몸의 여러 부분에서 나타나지만, 그 중에서 현재 가장 문제가 되고 있는 것이 혈관병입니다.

우리는 혈관의 병을 두 가지로 나누어서 생각하고 있읍니다. 하나는 당뇨병이 아닌 사람에게는 거의 일어나지 않는 당뇨병 특유의 병인 것입니다. 그것을 "최소 혈관증"이라 부르고 있읍니다. 혈관의 가느다란 곳에 오는 병인 것입니다. 그 중에서 특징적인 것이 눈과 신장입니다. 온몸 어디에나 당뇨병의 영향은 나타나지만, 특히 눈과 신장의 합병증은 위험합니다.

눈에 오면 당뇨성 망막증이 됩니다. 이것은 눈에 와 있는 가느다란 혈관의 병입니다. 눈 안에 있는 작은 혈관에서 출혈이 나오며 실명하고 맙니다. 이와같은 변화가 신장의 작은 혈관에도 나타납니다. 이것은 당뇨병성 신증으로 목숨을 잃을 가능성이 매우 높은 병입니다.

소련 최고간부회의 의장 안드로포프의 사인은 신문지상에 의하면 당뇨병에 의하여, 오랫동안 인공투석을 계속해 오고 있었고, 게다가 신장 이식수술도 받았지만 실패한 듯하다고 실렸었는데 그 기사를 읽고 우리 당뇨병 전문 의사들은「아, 마침내 당뇨병이 신장에까지 와서 목숨을 앗아갔구나」하고 생각했읍니다. 그만큼 당뇨병으로 인해서 신장이 악화되는 합병증은 무섭습니다.

단 한 가지, 당뇨병의 혈관 합병증으로 중대한 것은, 굵은 혈관에 일어나는 것으로 동맥 경화증입니다. 동맥 경화증은 당뇨병 특유의 증상은 아닙니다. 당뇨병이 없는 사람에게도 생깁니다. 그러나 당뇨병을 치료하지 않고 내버려 두면 이 동맥 경화증은 보통 사람보다 빨리 진행됩니다. 예를들면 당뇨병이 있는 50세의 사람의 경우, 60세의 보통 사람에게 오는 변화가 이미 일어납니다. 거기에는 10년쯤의 차이가 나타납니다.

혈관의 합병증인 이상 동맥 경화증도 전신에 옵니다. 그 중에서 특히 우리나라 사람에게 많은 것은 뇌혈관의 동맥 경화증입니다. 뇌출혈이나 뇌경색이 바로 그것입니다. 그리고 심장 동맥에 일어나는 심근경색이란 것이 있습니다. 그밖에 신장에도 오고, 다리에도 옵니다. 개중에는 다리를 절단하는 사람도 있습니다. 당뇨병에서 오는 심근경색에서는 흉통으로 착각하기 쉬우므로 주의할 필요가 있습니다.

생명에 직접 관계가 없어도, 본인에게는 참으로 괴로운 합병증도 나타납니다. 소위 당뇨병성 신경장해입니다. 다리에 신경통이 생기거나 지각이 아주 둔해지고, 장에도 일종의 신경증이 비치는 경우가 있어 심한 설사를 하거나, 반대로 변비가 되거나 합니다.

또한 피부에 종기가 생기면 금방 커지거나 갑자기 이가 나빠지거나, 치조농루와 같은 상태가 일어날 때도 있습니다. 따라서 당뇨병을 걱정하려면, 어쨌든 자신을 건강하게 하느냐는 물론이려니와 반드시 합병증에도 신경을 써서 검사를 받아야 합니다.

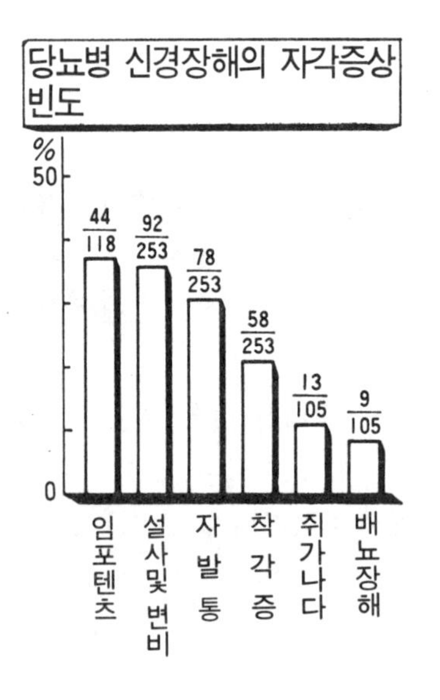

합병증은 처음에는 자각증이 없습니다. 스스로는 모릅니다. 모르면서도 병상은 나날이 진행되어 갑니다. 그리고 알게 되었을 때에는 이미 본래의 모습으로 되돌릴 수 없을 만큼 변화되어 있습니다. 그러므로 합병증에 대한 지식을 몸에 익히고, 그 대책을 강구해 갈 필요가 있습니다.

당뇨병은 우리와 가까운 병이므로, 자칫하면 그 진짜 무서움을 모르고 지나쳐 버리는 경향이 있습니다. 당뇨병이 무서운 것은 당뇨병만으로 그치지 않는다는 점에 있습니다.

●「야위었으니까 당뇨병에는 걸리지 않는다」는 것은 틀린 생각이다

「말랐으면서 많이 먹는 사람」이 있읍니다.

야윈 몸 어디에 그만한 음식이 들어갈까 의심될 정도로 많이 먹으면서도, 좀처럼 살이찌지 않는다. 그렇다고 해서 어떤 특별한 운동을 하고 있는 것도 아니다. 그런 사람 가운데는「많이 먹어도 살찌지 않는 체질이므로 나는 당뇨병과는 관계가 없다」고 생각하는 사람이 많을 것입니다.

그런데, 야위었으니까 당뇨병이 되지 않는다는 보장은 아무것도 없읍니다. 아무리 살찌지 않는다고 하더라도, 여분의 칼로리가 몸안에 들어있으면, 역시 인슐린의 작용을 방해하게 됩니다. 다만, 살찐다는 것은 그것만으로 인슐린을 저해하는 조건이 되므로 살찌지 않아야 한다는 것이 강조되는 것입니다.「야윈 대식가」도 그런 식습관을 계속하다보면, 언젠가는 당뇨병의 증상이 나타날 가능성이 많다고 할 수 있습니다.

일반적으로 당뇨병이라고 하면 비만한 몸을 연상하지만, 실은「뚱뚱한 당뇨병」보다도「야윈 당뇨병」쪽이 더 위험합니다.

당뇨병의 전형적인 모습, 즉 당뇨병이 진행된 모습은 비만체가 아니라 마른 모습입니다. 당뇨병이 진행되면 진행될수록 야위어 갑니다. 얼핏 보기에 날씬하고 스마트하게 보이기까지 합니다. 그렇게 야위었을 때 당뇨병이 발견되는 사람도 있습니다.

마른 사람의 당뇨병 타이프에도 여러가지가 있습니다. 마르기 전에 뚱뚱한 시기를 보낸 사람이 많은데, 꼭 그렇다고는 할 수 없읍니다. 70~80퍼센트는 살찐 경험이 있는 사람이지만 나머지 20~30퍼센트는 살찐 경험이 없는 사람입니다. 줄곧 말랐었다. 그러나 분명히 당뇨병의 증상이 나타나 있는 사람들입니다. 그것이 10명 중 2,3명 있다는 것은 말랐다는 것이 당뇨병과는 무관하지 않다는 것을 나타내고 있읍니다. 그리고 어린이의 당뇨병도 대개는 뚱뚱하지 않습니다.

예를들면 이런 편지를 받은 일이 있읍니다.

"저희 남편은 44세인데 혈당치가 200이상으로 나타나서 작년 여름부터 조심스런 생활을 하고 있읍니다. 체질적으로 10년 전부터 혈당치가 높은 편이었지만 건강했었읍니다. 그런데 재작년 여름부터 마르기 시작하여 갈증을 느끼는 등의 증상이 나타나기 시작했읍니다. 신장이 165센티로 54킬로였던 체중이 51킬로까지 줄고 현재는 조금씩 회복되고 있는데 마르는 당뇨병이란 어떤 것인지요."

이 사람의 경우 당뇨병이 전부터 있었는데 마침내 그 증상이 표면에 나타날 정도로 진행된 것 같습니다. 마르는 당뇨병은 어떤 것이냐는 질문인 것 같은데, 앞에서 언급한 것처럼 당뇨병이 진행될수록 야위어 갑니다. 그런 뜻에서는 비만한 모습의 당뇨병 쪽이 아직은 가볍다고 할 수 있을 것입니다. 가볍다는 말에 어폐가 있다면 초기라고 해도 좋을 것입니다. 「마르는 당뇨병」은 이미 초기의 단계를 지난 증상이라고 생각할 수 있으므로, 충분한 주의와 치료가 필요합니다.

지금까지의 비만체가 식사나 운동량에 별다른 변화가 없는데도 점점 말라간다. 이럴 때 날씬해졌다고 기뻐한다면 큰 잘못입니다. 당뇨병이 더욱 진행된 증상인지도 모릅니다. 당뇨병이 진행될 때까지 진행된 모습은 이미 마를대로 말라서 가죽과 뼈만 남게 됩니다. 그리고 혼수상태에 빠져 사망해 버립니다. 이것이 당뇨병성의 혼수인 것입니다.

인슐린이 발견되기 전에는 이 당뇨병성의 혼수로 죽는 사람이 많았습니다. 당뇨병 환자로 오래 사는 사람이 별로 없었던 것은 거의가 당뇨병성 혼수로 사망했기 때문입니다. 당뇨병은 매우 무서운 병이었던 것입니다. 그 당시의 당뇨병 환자 중에는 야윈 사람도 많았습니다.

그런데, 인슐린이 발견되어 혈당이 어느 정도 억제되기에 이르자, 당뇨병이 있더라도 겉으로 보기엔 평온한 상태로 오래 견딜 수 있게 되었던 것입니다. 10년이나 20년씩 당뇨병을 가지고 있는 소위「뚱뚱한 당뇨병」시대가 온 셈입니다. 그러나 그 당뇨병을 치료하지 않고 방치해 두면, 몇년 뒤에는 반드시 증상이 뚜렷하게 나타나거나, 합병증이 병발합니다. 그 증상이 더 진행되면, 아무리 뚱뚱한 사람이라도 꼬챙이처럼 야위어갑니다.

당뇨병이란 어느정도 증상이 진행되면, 오히려 야위는 타이프의 병인 것입니다. 이것을 알면 뚱뚱하지 않으니까 당뇨병이 아니라고는 할 수 없을 것입니다.

중년이 되어 갑자기 뚱뚱해지고 당뇨병으로 시달리는 여성 중에는 젊었을 때 말랐으면서 많이 먹었던 사람이 적지 않습니다. 젊었을 때 많이 먹던 식습관을 고치지 못하고 중년이 된 후에도 계속해서 많이 먹은 결과입니다. 아무리 마르더라도 균형을 잃은 식사방법이 몸에 좋을리가 없읍니다. 그런 뜻에서 마른 몸으로 많이 먹는 것도 중년 이후 당뇨병의 예비군이라고 할 수 있을 것입니다.

● 혈당이 높으니까 나쁘고 낮으니까 좋은 것은 아니다

당뇨병이 있는 사람은 혈당의 높고 낮음에 웃고 웁니다. 혈당이 높으면 상태가 나빠졌다고 생각하든가, 혈당이 낮으니까 상태가 좋다든가, 혈당치에 매우 신경이 예민해져서 그것이 올라가고 내려감에 의하여 자신의 건강을 판단하는 경향이 있읍니다. 그러나 이런 판단은 잘못된 판단일 경우가 많습니다. 그것을 알려면 먼저 혈당이란 무엇인가 하는 것을 설명해야 할 것 같습니다.

우리가 보통 건강한 사람을 조사해 보면, 혈액 속에 영양분이 있읍니다. 말할 필요도 없이, 우리는 그 영양분에 의하여 살아가고 있는 것입니다. 영양분 속에서 우리에게 영양분을 공급하는 것으로는 포도당이란 것이 있읍니다. 이 포도당이 혈액속을 흘러 몸의 조직에 공급되고, 그것을 에너지원으로 하여 살고 있는 것입니다.

이 혈액 속의 포도당을 "혈당"이라 부르고 있는 셈인데, 혈당이 조직에 공급될 때, 그 중개역으로 필요한 것이 인슐린인 것입니다. 혈당치라는 것은 100밀리 리터의 혈액속의 포도당을 밀리그램의 수치로 나타낸 것입니다. 그 수치에 의해서 혈액속의 당이 어느 정도 수준에 있는가를 알아볼 수가 있읍니다.

이러한 혈당의 값을 공복이라는 조건을 설정하여 측정합니다. 공복시라는 것은 식사를 한 지 12시간에서 15시간이 지난 시간을 말합니다. 그러므로 아침식사를 먹기 전에 채취하는 것이 공복시의 혈당치입니다.

이 값은 보통 건강체의 사람을 측정해 보면 80전후가 가장 많습니다. 낮아도 60, 높으면 100내지 110정도입니다. 그리고 보통 사람은 식사를 하면 혈당이 다소 올라가며 가장 높아야 150정도입니다. 올라가는 것은 장에서 영양이 흡수되기 때문인데, 동시에 점점 몸으로 에너지를 사용하고 있으므로, 식후 30분에서 40분 정도가 최고의 혈당치를 기록했다가 또다시 점점 내려갑니다. 그리고 2시간쯤 지나면 본래의 값 내지는 그 이하까지 내려갑니다. 이것만 보더라도 혈액속의 영양이 충분히 이용되고 있음을 알 수가 있읍니다.

그런데, 당뇨병으로 인슐린이 부족한 사람은 이와는 다른 혈당치의 움직임을 나타냅니다.

당뇨병이 있는 사람이 같은 양의 식사를 하면 역시 혈당치는 올라갑니다. 그러나 보통 사람과 다른 것은 혈당치가 올라간 채로 있는 점입니다. 1시간이나 2시간, 사람에 따라서는 3시간씩이나 올라간 채로 내려가지 않습니다. 얼마 뒤에는 내려가기 마련이지만, 높은 채로 머물러 있는 시간이 건강체의 사람보다도 훨씬 깁니다. 이것은 포도당을 에너지원으로 바꾸는데 필요한 인슐린이 부족하기 때문입니다.

건강한 사람의 혈당 움직임을 그래프로 나타내 보면, 식 전, 식 후에 낮은 산 같은 모양이 되는데, 당뇨병이 있는 사람은 산도 높고 내려가는 시간도 늦어집니다. 혈당을 볼 경우, 이런 모양이 중요합니다. 그리고 오줌에도 당이 나옵니다.

그러면 혈당이 어느 정도까지 증가 하면 오줌에 당이 나오는지, 거기에는 일정한 한계가 있읍니다. 보통은 혈당치 180 이상이라고 합니다. 우리의 몸 속에는 당분이 많이 있지만 건강한 몸을 지닌 사람은 신장에서 오줌 쪽으로는 새어 나가지 않도록 되어 있읍니다. 당분은 각 조직에 공급되어 에너지원으로 계속 이용되고 있기 때문입니다. 그런데, 인슐린의 활동이 약하기 때문에 당분이 에너지원으로 변하지 않고 혈액속에 저장되어 갑니다. 그것이 일정한 수준에 달하면 오줌에 섞여 나오게 됩니다. 이것을 「당뇨」 또는 「요당」이라고 하는 것입니다.

물을 담는 통 옆구리 위에 붓고 따르는 구멍이 있는 것처럼, 신장에도 한계점이 있어서 그것을 초과하면 오줌에 당이 나옵니다. 이 한계점은 나이를 먹을수록 점점 높아집니다. 이것은 나이와 함께 혈관이 변화하기 때문이라고 간주되고 있읍니다. 혈당치가 180이라도 전혀 당이 나오지 않습니다. 200쯤 되어야 겨우 나옵니다. 그러므로 오줌만을 보고 당이 나오지 않는다고 단정할 수 없는 경우도 있읍니다.

그리고 또 한 가지, 당뇨병이 있는 사람은 혈당의 움직임이 쉽습니다. 건강한 사람은 아침에 공복시라는 조건으로 혈당을 측정해 보면, 대개 같은 수치가 나옵니다. 그리고 식사를 하거나 운동을 했다고 하더라도 그 상하로 움직이는 폭은 일정한 폭 안에 들어 있읍니다. 혈당치의 그래프도 그 사이에서 물결치고 있을 뿐입니다.

그런데, 당뇨병이 있는 사람은 같은 조건이라도 혈당치의 상한선을 넘어 버리고 맙니다. 공복시에도 혈당치가 150, 또는 200이나 됩니다. 150이라고 하면, 건강한 사람 만복시의 최고치입니다. 또한 전날의 조건이라든가, 전날 먹은 음식의 종류에 의해서도 혈당치가 쑤욱 올라가 버립니다.

그러므로 혈당을 볼 경우, 웬만큼 전날의 조건이나 2,3일간의 생활 내용을 듣고 판단하지 않으면 잘못 판단하는 경우가 많습니다. 혈당이 높으니까 증세가 나빠졌다든가, 혈당이 낮으니까 이제는 괜찮다든가 쉽게 판단하는 것은 매우 오류를 범하기 쉽습니다. 특히 환자는 혈당의 높이로 기뻐하거나 걱정하거나 합니다. 그러나 혈당치와 병상이 일치하지 않다는 것을 알아둘 필요가 있읍니다.

나는 자주 환자에게「혈당은 혈압과 같습니다」라고 설명합니다. 혈압이 올라가는 조건 아래서 혈압을 측정하면 높은 것은 당연합니다. 그러나 그것은 그 사람의 진짜 혈압이 아닙니다. 따라서 혈당치로 웃고 실망할 필요는 조금도 없읍니다. 설사 혈당치가 높더라도, 그 전날의 생활에서 큰 스트레스가 있거나 했을 경우에는 그 반응으로 올라가는 것이 당연하며 일시적이면 특별히 나빠져 있다고 생각할 필요는 없읍니다. 물론 혈당을 높이는 조건이 오래 계속되면 좋지 않습니다.

● 당뇨병 상식과 허실의 포인트 〈이 장의 정리〉

당뇨병이란 이름은 우리가 자주 듣는 병 명의 하나라고 할 수 있습니다. 그러나 우리와 친근한 병 치고는 당뇨병에 관해서 얼마나 잘못된 지식이 범람하고 있는가를 알게 되었으리라고 생각합니다.

이 장 마지막에 당뇨병에 관한 잘못된 사고방식, 소위 당뇨병에 관한 상식의 허실을 3가지 포인트로 간추려 보기로 하겠습니다.

첫째 상식의 허실은「당뇨병」이라는 말에서 생기는 오해입니다.

당뇨병은 정확하게는「당뇨도 아니고 병도 아니다」라는 것입니다. 오줌에 당이 나오는 병이 당뇨병은 아닌 것입니다. 당뇨병이 아니라도 오줌에 당이 나오는 일은 얼마든지 있으며, 당뇨병이 있는 사람이라도 오줌에 당이 나오지 않는 사람도 있습니다.

또한 당뇨병이란 것은 예를들면 폐염과 같이 밖에서 병원균이 들어와서 그것에 의하여 병이 생기는 종류의 병이 아닙니다. 당뇨병이란 그 사람 자신의 체질이라고 할 수 있읍니다. 목이 약한 체질이거나, 위가 약한 타이프의 사람이 있는 것처럼 당뇨병 타이프라는 하나의 체질인 것입니다. 이 체질은 A형이나 B형이라는 혈액형과 마찬가지로 의사라고 해도 바꿀 수가 없는 것입니다.

이와 같이 당뇨병은 자기 자신의 체질이라는 것을 이해하지 못하니까 당뇨병의 증상이 사라지면 나았다고 착각하기 쉽습니다. 그리고 다시 본래의 생활로 돌아가고, 증상은 또다시 나옵니다. 이 반복 속에서 당뇨병의 증상은 악화되어 가는 것입니다. 다음에, 그렇다고 해서 당뇨병 타이프의 사람이 모두 당뇨병 환자가 되는 것은 아니라는 사실입니다. 당뇨병 체질이란 췌장에서 나오는 인슐린이라는 이름의 호르몬의 활동이 약한 타이프의 사람을 가리킵니다. 인슐린은 당, 단백질, 지방등을 세포 속에 영양분으로 이용하도록 하는 역할을 합니다. 이 인슐린의 분비가 약하면, 혈액 속에 당이 고여서 마침내 오줌에 넘쳐 나옵니다. 그래서 생기는 좋지 않은 증상이 당뇨병인 것입니다.

그러나 당뇨병 체질을 지닌 사람이라도 대부분은 인슐린 스스로 분비하고 있읍니다. 다만 그 활동이 약해지기 쉬운 체질을 가지고 있는 것입니다. 약해지는 계기가 되는 것은 그 사람의 생활태도에 달려 있읍니다.

인슐린의 활동을 악화시키는 3대 요인은 과식, 운동부족, 비만입니다. 당뇨병은 당뇨병이 있으니까 뚱뚱해진다. 당뇨병이니까 운동을 할 수 없는 것이 아닙니다. 사실은 그 반대입니다. 그런 생활환경을 스스로 만든 결과, 당뇨병이 생기는 것입니다. 결과와 원인을 뒤바꾸면 곤란합니다.

둘째 상식의 허는 음식과 운동에 관해서입니다.

단것을 먹으니까 당뇨병이 된다고 흔히들 말하고 있습니다. 또 자신은 단것을 먹지 않으니까 당뇨병에 걸리지 않는다고 생각하는 사람도 있습니다. 양자 모두 기본적으로 틀렸습니다. 당뇨병의 당이라는 말에 현혹되어서는 안됩니다. 요는 건강한 몸을 만들어야 합니다. 그러기 위해서는 균형 있는 식사를 하는 것이 무엇보다도 중요합니다. 달다, 안달다는 것만을 기준으로 한 식사방법은 옳다고 할 수 없습니다.

또한 말랐으니까 당뇨병이 되지 않는다는 생각도 잘못입니다. 당뇨병을 갖게 된 사람 가운데 20~30퍼센트는 살찐 경험이 없는 사람들입니다. 마른 대식가라고 해서, 과식하는 습관을 계속하고 있는 사람은, 아무리 말랐더라도 당뇨병의 예비군이라고 할 수 있습니다. 또 당뇨병의 증상이 일정한 단계까지 진행되면 급격하게 마릅니다. 오히려 뚱뚱한 당뇨병 보다도 마른 당뇨병이 무서운 것입니다.

셋째 상식의 허는 당뇨병의 지식에 관해서입니다.

당뇨병을 성인병 중에서는 가볍게 보는 경향이 있습니다. 「당뇨병으로 죽는 사람은 없다」고 말하는 사람도 있습니다. 그러나 이것은 큰 착각입니다. 당뇨병에서 가장 무서운 것은 당뇨병만으로 끝나지 않는다는 데 있습니다. 당뇨병은 여러가지 합병증을 일으킵니다.

「뇌일혈로 세상을 떠났습니다」「심근경색으로 사망했습니다」라고 하더라도, 실은 당뇨병의 합병증인 경우가 많습니다. 합병증으로 목숨을 잃은 사람이 사실은 적지 않습니다.

또한 당뇨병은 유전병이란 것도 모르는 사람이 많습니다.

당뇨병에 관해서는 어버이와 자녀의 단절은 없는 것 같습니다. 부모가 모두 당뇨병인 가정에 5명의 자녀가 있으면 그 가운데 3명이나 4명은 당뇨병을 갖게 된다고 합니다. 이처럼 당뇨병은 유전율이 매우 높다고 할 수 있습니다. 하지만 어버이인 내가 당뇨병이니까 나의 자녀도 당뇨병이 있을 것이다 생각하고, 자녀에게 당뇨병 환자와 똑같은 식사요법을 한다는 것은 잘못입니다. 당뇨병이 있는 가계이니까, 자녀가 발증하지 않도록, 균형있는 식사를 하도록 하는 것이 바람직합니다.

반대로 자신의 부친이나 모친에게 분명히 당뇨병이 있었던 경우는, 일단은 검사를 받고 건강한 생활을 하도록 힘쓰는 것이 좋을 것입니다.

당뇨병이 있는 사람은 혈당의 높고 낮음에 웃거나 울거나 합니다. 혈당이 높으면 금방 당뇨병이 악화되었다고 생각하고, 낮으면 좋아졌다고 생각합니다. 그러나 혈당의 오르내림만으로 자신의 건강을 판단한다는 것은 생각해 볼 문제입니다.

혈당은 혈압과 마찬가지로 정신적 조건에도 민감하게 반응합니다. 특히 당뇨병이 있는 사람은 혈당이 매우 변하기 쉽습니다. 그러므로 혈당을 볼 경우, 전날 먹은 음식이나 2,3일간의 생활 내용을 듣고 판단하지 않으면 잘못 판단할 경우가 많습니다.

Ⅱ

현대생활은 당뇨병을 대량 생산한다

● 같은 한국인이면서 어째서 한국과 외국에서는 사인이 다른가

여기서 여러분에게 한 가지 질문해 보고 싶은 일이 있읍니다. 여러분이 식사를 하는 동기는 무엇일까요? 맛있으니까 먹는 것일까요? 먹고 싶으니까 먹을까요?

의견은 여러가지겠지만, 먹고 싶으니까 먹는다는 사람이 많을 것 같습니다. 남이 맛있는 것을 먹으면, 맛있겠는걸, 나도 먹고 싶구나 하는 생각이 들기 마련입니다. 그러나 내가 여기서 문제삼고 싶은 것은 먹고 싶으니까 먹는 식사방법이 과연 좋은가 하는 것입니다.

당뇨병의 예방을 진지하게 생각한다면 식사란 무엇인가를 깊이 규명하지 않을 수 없읍니다. 최초의 당돌한 질문을 했던 것도 이 때문입니다. 우리의 몸은 결국 우리가 먹은 것으로 이루어져 있읍니다. 즉 식사에 의하여 만들어져 있읍니다. 우리나라 사람은 보통 세번 식사를 하는데 그 세번의 식사가 소화되어 혈액 속에 흡수되어 온몸에 배부됩니다. 그 배부된 성분의 하나 하나가, 예를들면 칼슘이나 수소, 질소와 같은 성분이 우리 몸 속에 있는 같은 성분의 것과 교대되는 셈입니다.

이를 신진대사라고 하며, 국민학교에서도 배우는데, 어른이 되어감에 따라서 매일같이 먹고 있는 음식으로 우리 몸의 성분이 교대되고 있음을 잊고 있는 사람이 많은 것 같습니다. 어제의 당신과 오늘의 당신은 같은 얼굴을 하고 있읍니다. 그래서 다른 사람이 잘못 알아보지 않습니다. 그러나 여러분을 구성하고 있는 물질은 어제와 오늘이 다릅니다. 전부는 아니지만 어떤 것은 계속 교대되고 있읍니다. 일정한 속도로 교대되고 있읍니다.

그러므로 무엇을 먹는가에 따라서 자신의 몸이 완전히 변해 버리는 경우도 있을 수 있읍니다. 그 전형적인 예를 소개해 보겠읍니나.

오래 전부터 하와이나 미국 본토에 우리나라 사람들이 이주했읍니다. 그래서 오늘날에는 벌써 3세나 4세도 있읍니다. 한국인은 최근에 와서 많이 달라졌지만 뇌의 동맥 경화증인 뇌출혈로 죽는 사람이 많았읍니다. 하지만 미국인은 심장의 동맥 경화증인 심근경색으로 죽는 사람이 많아 사망원인에 있어서도 우리나라와 미국은 분명한 차이가 있었읍니다.

그런데 한국인의 체질을 가지고 하와이나 미국 본토로 간 한국인이 무슨 원인으로 죽는가 하면 심장병의 원인으로 죽습니다. 미국인과 같은 죽음의 방식을 취하는 것입니다. 그것도 체질이 달라져서 그런 것은 아닙니다. 같은 체질을 가지고 있음에도 불구하고 그렇습니다.

그러면 어째서, 사망원인에 차이가 있을까요? 그것은 음식 때문입니다. 아무리 한국인의 체질을 가졌더라도 미국인들이 먹는 음식을 먹으면 심장병으로 죽는 인간이 되어 버리는 셈입니다. 즉 우리는 음식으로 자신의 몸을 만들고 있으므로, 그런 결과를 가져오게 되는 것입니다. 그런 점에서 하와이나 캘리포니아에 사는 한국인은, 얼굴은 한국인이라도 몸은 미국인이라고 해도 좋을 것입니다. 「돈으로 사람이 달라져 버렸다」고 말하곤 하는데, 보다 무서운 것은 「먹는 것으로 사람이 달라지는일」입니다.

● 현대는 당뇨병의 생산시대

옛날 사람은 음식을 먹기 전에 절을 하고 먹었다고 합니다. 먹을 것이 부족했던 시대에는 그렇게 하지 않을 수 없었을지도 모르지만, 그렇지만 오늘날에는 문자 그대로「포식의 시대」라고 할 수 있습니다. 어디를 가나 먹는 것 투성이입니다. 게다가 나날이 위장을 자극하는 새로운 식품이 차례로 나타나고 있는 상황입니다. 한편 우리의 몸은 옛날에 비하여 거의 움직이지 않고 있습니다. 어디를 가나 차를 타고 갑니다. 걸어가는 것이 빠른데도 버스가 올 때까지 기다립니다. 역의 계단도 에스컬레이터가 등장하는 시대인 것입니다.

그런 생활환경 아래서 살다 보면, 어디에나 인슐린이 작용하지 않는 사람이 생깁니다. 오늘날의 생활은 당뇨병이라는 관점에서 보면, 당뇨병의 대량 생산장이라고 할 수 있읍니다. 이런 상태 아래서 당뇨병에 걸리지 않는 건강한 몸을 위해서는 어떻게 하는 것이 좋은가. 그것은 먹는다는 것과 움직이는 것을 빼고는 생각할 수 없읍니다. 극단적으로 말하자면, 식사와 운동에 대한 사고방식 여하로, 그 사람에게 당뇨병이 생기는가 생기지 않는가가 좌우된다고 할 수 있읍니다.

그러나 결국, 무엇을 먹고, 어떻게 움직이는가는 그 사람의 사고방식입니다. 눈 앞에 있는 음식을 먹는다는 것은 도대체 어떤 의미를 지니고 있는가, 걷는다는 것은 어떤 의미를 지니고 있는가, 그 사고방식으로 여러분의 행동은 결정됩니다. 그래서 식사를 다만 먹고 싶으니까 먹으면 되는가 하는 문제가 생깁니다.

물론 여러분은 식사가 맛있으니까 먹고 싶어지는 것일까, 맛있다고 해서 먹고 싶은만큼 먹어도 괜찮은가. 자신의 몸을 건강하게 하기 위해서는 어느 정도의 양을 먹으면 되는가. 그리고 어떤 음식을 먹으면 되는가. 또한 편하다고 해서 탈것만 이용하고 걷지 않아도 좋은가.

이와 같이 일상적인 습관 속에 싸여있는 먹는 일과 움직이는 것. 그 의미를 다시 한번 신진대사를 배운 국민학생으로 돌아가 되새겨 봅시다. 이것이 당뇨병을 예방하는 첫걸음인 것입니다.

●「맛있는 것 먹는 회」회장의 당뇨병으로 부터 의 탈출법

「얼굴은 같아도 어제의 당신과 오늘의 당신은 다를지도 모른다」고 말한 바 있는데 그 실례를 소개 하겠읍니다.

나한테 현재도 이따금씩 오는 인연을 맺은 지 꽤 오래되는 환자의 이야기입니다. 그 사람은 20년쯤 전까지, 매일 청주 한되를 마시고 있었읍니다. 그리고 맛있는 음식을 찾아 먹는「맛있는 것 먹기 회」를 만들어서, 그 회장직을 맡고 있었읍니다. 매일같이 회원들과 함께, 오늘은 어디의 무슨 요리, 내일은 어느 곳의 명물 요리식으로, 맛있는 것을 찾아 먹는 스케쥴까지 짜고 매일 먹으러만 다녔읍니다. 그러는 사이에 점점 뚱뚱해지기 시작하여 마침내 98킬로까지 되었읍니다. 키가 162,3 센티이므로 대단한 비만입니다. 혈당을 재어 보니 380이나 되었읍니다. 보통 사람은 혈당이 100전후이니까 3배 이상입니다.

이것은 분명히 당뇨병입니다. 그래서 "당뇨병을 치료해야 합니다"하고 말했더니, 굉장한 고집장이어서 내 말을 들으려고 하지 않았읍니다. 3개월쯤 설득해서야 "어디 당신의 말을 들어 봅시다"하기에 이르렀읍니다.그리고 당뇨병의 치료를 시작했더니, 이번에는 그의 완고한 점이 아주 좋은 면으로 발휘되었읍니다.

즉 내가 지시하는 것을 철저하게 지키게 된 것입니다. "식사는 먹고 싶은 만큼 먹는것이 아니라, 일일이 재어서 먹어야 합니다"라고 말했더니, 작은 저울을 사서 그것을 어디를 가나 가지고 갔읍니다. 식당의 테이블위에 저울을 놓고 그것을 측정하면서 먹는 완고함을 나타냈읍니다. 그 결과, 현재는 어떻게 되었느냐 하면 몸무게가 약 50킬로입니다. 반으로 줄은셈입니다. 그리고 혈당을 재어 보았더니 공복시에는 완전히 정상이었읍니다.

너무 정상적인 상태가 계속되므로 포도당 부화시험을 해보았읍니다. 포도당을 먹고 시간마다 혈당을 재고 그래프로 해서 커브를 보았읍니다. 당뇨병이 있는 사람은 먹은 포도당의 이용이 나쁘므로 높은 커브를 이룹니다. 보통 사람은 잘 이용되므로 비교적 낮은 커브를 이룹니다. 검사해 본 결과, 그 사람이 그린 커브는 정상적인 사람의 커브와 거의 다르지 않았읍니다. 이번에는 혈액 속의 인슐린을 재어 보니, 인슐린은 별로 나오지 않았읍니다. 역시 당뇨병 타이프인 것입니다.

이 사람의 두 가지 조건을 비교해 보아주십시오. 처음에는 혈당이 380이나 되었다는 사실은 인슐린이 거의 활동하지 않았다는 사실입니다. 그런데, 현재 혈당치가 정상적으로 되었다는 것은, 인슐린이 작용하여 당이 이용되고 있읍니다. 그러나 그렇다고 해서 인슐이 여분으로 많이 나온 것은 아닙니다. 정상적으로 나오지 않습니다. 그러므로 인슐린이 나오는 것은 역시 당뇨병형이라고 할 수 있읍니다. 그러나 양은 같아도, 전에는 그 인슐린이 전혀 작용하지 않았읍니다. 현재는 작용하고 있읍니다. 그 차이를 비교할 수 있는 셈입니다.

전에는 작용하지 않았을 때의 조건을 봅시다. 체중이 98킬로나 되는 비만체였읍니다. 술은 쉴새없이 마시고 있었고, 먹고 싶은 것을 맘껏 먹으면서도 운동은 전혀 없었읍니다. 그 결과가 당뇨병입니다.

현재 정상이라는 것은 어떤 이유에서인가. 술을 무절제하게 마시지 않게 되었다. 먹고 싶은 대로 먹지 않고 필요한 만큼만 먹게 되었다. 그 결과 체중이 반으로 줄었다. 그리고 그 분은 내가 "될 수 있는대로 많이 걸으시오"라고 권했더니 열심히 걷게 되었다. 그러다가 걷는 것에서 달리는 일에 차츰 흥미를 느끼고, 현재는 매일 달리기를 하고 있다. 그것도 국제적인 마라톤 대회까지 출전해서 달리고 있읍니다. 보스턴 마라톤 대회에도 참가한 바 있읍니다. 물론 노인이므로 맨 뒤에 따라 갔지만 여하튼 끝까지 완주했읍니다. 여기서 오해가 없도록 언급해 두겠읍니다.

나는 당뇨병이 있는 사람에게 달리기를 하라고 권하고 있는 것은 아닙니다. 사람에게는 각각 그 사람 나름의 알맞은 운동이 있는 법입니다. 아무튼 격심한 운동이 아니더라도 몸을 움직여야 합니다.

그 분은 먹는 것과 움직이는 습관을 바꿈으로써 체형까지 바뀌어져서 현재는 오히려 마른 스타일입니다. 칼로리는 운동을 하므로 2000칼로리쯤 섭취하고 있지만 절대로 과식이 아닙니다. 그런 조건이 되면 인슐린이 제대로 활동하게 된다는 것을 그 분은 체험으로 증명하고 있읍니다. 같은 사람의 몸이면서, 어떤 조건에서는 인슐린이 활동하지 않는 일이 생기는 것입니다. 그런데, 환경을 바꾸고 조건을 바꾸어 주면, 인슐린이 제대로 활동하게 되는 것입니다. 이것은 사실입니다.

그러므로 당뇨병이 생기지 않도록 하려면 어떻게 하면 자신의 인슐린을 잘 활동하게 하는가를 생각해 볼 필요가 있습니다. 어떻게 하면 혈당을 내리느냐가 중요한 게 아닙니다. 어떻게 하면 오줌의 당을 없애느냐도 아닙니다. 그것은 어디까지나 결과일 뿐입니다. 이 점을 오해하지 말아 주었으면 합니다. 인슐린이 활동하게 되기만 하면, 혈당도 내려가고, 오줌에도 당이 나오지 않습니다.

인슐린이 활동하는 생활, 그것이 당뇨병이 되지 않는 생활인 것입니다. 그러면 그런 생활이 어떤 것인가를 좀더 자세히 설명해 볼까 합니다.

● 머리로 먹는 사람은 당뇨병이 되지 않는다

당뇨병이 되기 쉬운 사람에게는 어떤 정신적인 공통의 패턴이 있습니까? 이런 질문을 자주 받곤 합니다. 당뇨병 환자에게 심리테스트를 해보면 여러가지 타이프가 나옵니다. 그것을 분석해 보아도, 특별히 정신적으로 어떤 타이프가 당뇨병이 되기 쉽다는 증거는 알아낼 수가 없습니다. 그러나 먹는 것에 대한 심리에서는 당뇨병이 되기 쉬운 사람에게는 공통점이 있는 것 같습니다. 그것은 엄밀하게 말하자면, 식욕중추의 문제라고 할 수 있을지도 모릅니다.

당뇨병 환자에게는 배고파 본 경험이 별로 없는 사람이 많습니다. 배고플 틈도 없이 먹고 있기 때문입니다. 배고프면 큰일이라고 생각하고, 시장기라도 느끼는 날이면 이크 큰일이다 하고 마구 먹습니다. "시장하다는 것은 좋은 일입니다"라고 내가 말하면, "글쎄 그럴까요?"하고 믿을 수 없다는 듯이 대답합니다.

당뇨병이 있는 사람은 어인 일인지 당뇨병이 있다는 말을 듣기 전부터 먹보입니다. 시장할 틈도 없을 만큼 열심히 먹어댑니다. 공복감에 대해서는 지나치게 민감한 반응을 보입니다. 그것도 대개는 떡이나 양갱이나 과자, 그리고 육식을 좋아해서 그런 것으로 식욕을 채웁니다.

시장하면 어떻게 하면 되는가. 어떤 것을 먹으면 몸에 좋은가. 사실은 그런것을 식욕 중추가 판단해야 하는데도 먹보로서의 습관이 붙어 있어서 그 판단을 할 수가 없읍니다. 단지 배가 원하는대로 자기가 좋아하는 것을 입에 넣습니다. 칼로리를 지나치게 섭취하면, 남는 칼로리는 무엇으로 변하는가. 그런것은 별로 생각하지 않습니다. 즉 머리로 판단하지 않고 아무튼 만복감을 찾아 배로 판단해 버립니다.

내가 환자와 문답을 해보면 같은 당뇨병 체질을 가지고 있더라도 음식을 적당히 들고 있는 사람과 그렇지 않은 사람이 있읍니다. 음식을 적당히 들고 있는 사람의 공통점은 먹는 일이나 몸을 움직이는 것을 머리로 판단해서 행동하고 있읍니다. 그렇지 않은 사람의 이야기를 들어보면, 마치 다른 세계에 살고 있는 것처럼 이쪽의 생각이 전혀 통하지 않습니다. 무엇 때문에 먹는지, 무엇 때문에 운동하는가 하는 것은, 결국 그 사람의 인생관과도 통합니다.

나는 "공복을 오히려 즐겨 보라"고 자주 권합니다. 그러면 "어떻게 즐길 수 있읍니까"라고 되묻습니다. 그러면 나는 이렇게 대답하고 있읍니다.

"공복이란 참으로 편하구나 하고 생각하도록 즐기는 것입니다. 공복이란 즐거운 것이지요. 시장하다는 것은 아주 기분이 좋은 것입니다.

만복은 머리가 멍청해지지 않을까 걱정될 정도입니다. 옛부터 이런 말이 있지 않습니까.「미련둥이일수록 많이 먹는다」라든가 많이 먹는다는 것은 별로 지성적이 못되죠. 그러므로, 오히려 시장기를 느끼고 적은 양의 식사를 마음으로 맛있게 먹는 편이 포식시대인 오늘날에는 좋지 않을까요. 건강이라는 것은 바로 그런데서 생기는 것 같아요."

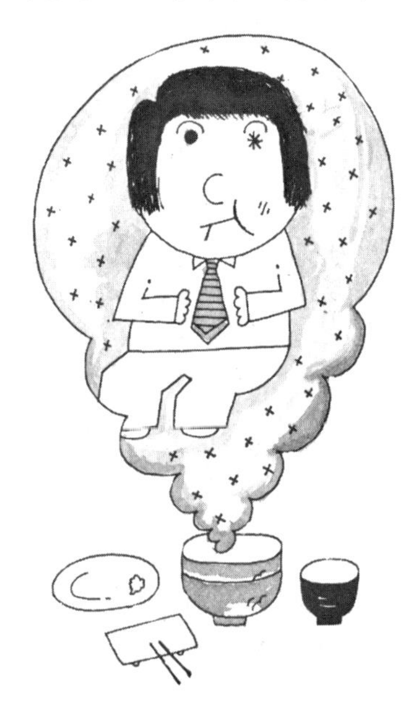

"잔뜩 먹고 싶다"가 당뇨병을 부른다.

내가 당뇨병의 경과를 10년 이상 보아 온 환자의 수는 200명이 넘습니다. 그 가운데 결과가 좋은 사람과 나쁜 사람을 비교하면, 좋은 사람 가운데는 많이 걷지 않는 사람이 적습니다. 그런데, 많이 걷는 사람 가운데도 나쁜 사람이 있습니다. 그것은 먹는 방법이 좋지 않은 사람입니다.

많이 걸으니까 많이 먹어도 된다고 생각하고, 포식할 때까지 먹어 버립니다. 만복감의 습관이 붙어 버리면, 좀처럼 적게 먹고 물러설 수가 없게 됩니다. 특히 당뇨병이 있는 사람은 의지가 약한 면도 있습니다.「이쯤에서 수저를 놓아야지」「한잔 더 하는 것은 피해야지」하는 결심을 하기가 어렵습니다.

아무튼 먹고 싶다. 웬일인지 그저 먹고 싶다. 먹고 싶은 마음을 억제하는 식욕중추의 균형과 먹으라고 명령하는 균형이 아무래도 흐트러져 있습니다. 그 기간이 오래 계속됩니다. 그래서 당뇨병의 증상이 나타나는 것입니다.

그렇게 되는 것을 방지하려면, 머리로 판단하는 이외에는 방법이 없읍니다.「그만 먹어야겠다」하고 먹지 말아야 합니다. 그것이 건전한 판단입니다. 그리고 머리로 판단한 결과를 습관화시켜가야 합니다.

식사는 조금 부족한 듯하게 먹는 습관을 기르는 것이 무엇보다도 중요합니다. 처음에는 좀 괴로울지도 모르지만, 그런 식으로 먹으면, 그렇게 하는 것이 당연한 것처럼 되어 버립니다. 조금 부족하게 먹는 방법은 머리를 써서 이성적으로 먹는 방법입니다. 단지 본능적으로 식욕을 채우기 위해 먹는 방법은 아닙니다. 이성적인 방법으로 먹으면, 당뇨병 체질을 가진 사람이라도 인슐린은 충분히 활동해 주게 됩니다.

그러므로 요는 본능으로 먹는가, 머리로 먹는가입니다. 머리로 먹는 습관을 붙여 버리면, 그것이 당연한 것이 되어 조금도 괴롭지 않습니다. 그것을 당뇨병의 증상이 나오기 전에 먼저 행하면, 훌륭한 예방이 되는 셈입니다.

● 비만은 만들어진 것, 그러므로 다시 고치면 낫는다

나는 살찐 사람을 보면 「쓸데 없는 짓을 한 사람이군」이라고 생각합니다. 또는 「쓸데 없는 짓을 하고 있구나」하고 생각합니다.

돈을 아무리 많이 저축하고 있더라도 쓰지 않으면 아무것도 아닙니다. 헛된 일입니다. 뚱뚱한 사람이 저축하고 있는 것은 돈이 아닌 지방입니다. 돈도 지방도 쓰기에 따라서는 큰 도움이 되지만 그냥 가지고 있는 것만으로는 아무런 의미가 없읍니다. 오히려 해롭습니다.

비만체라는 것은 여분의 칼로리를 섭취한 결과입니다. 우리의 몸은 여분의 칼로리는 지방으로 바꾸어 버리게끔 되어 있읍니다. 어째서 지방이냐고 하면, 지방은 1그램에 9칼로리의 양을 보존할 수가 있읍니다. 그에 비하여 당질이나 단백질은 1그램에 4칼로리밖에 보존할 수 없읍니다. 저장되는 형태로는 지방이 가장 유리합니다. 그러므로 몸속에 남는 칼로리는 전부 지방으로 바꾸어 피하에 저장합니다.

피하지방은 몸을 움직이면 연소되어 에너지가 됩니다. 그러나 몸을 움직이지 않고, 먹는 입만 부지런하게 움직이는 사람은 지방의 저축이 증가할 뿐입니다. 그러므로 나는 그런 사람을 보면, 안스럽고 쓸데 없는 짓을 한 사람이라는 생각이 듭니다.

나는 매일 많은 비만체의 사람과 접하고 있읍니다. 그 사람들의 이야기를 들어보면, 살찌는 사람의 공통점 같은 것이 떠오릅니다. 그것은 한마디로 말해서 연령별 먹는 법이라는 것을 모른다는 점입니다. 연령에 따라서, 그 연령에 맞는 먹는 법이 있는데 살찐 사람은 그것이 머리속에 없읍니다.

"어째서 그렇게 살찔 때까지 먹습니까"하고 살찐 사람에게 물으면 "몸이 원하는 걸 어떻합니까"라고 대답하기 일쑤입니다. 분명히, 맹렬하게 몸이 먹을 것을 찾는 시기가 있읍니다. 아기에서 성장이 멈출 때까지가 한창 먹을 때입니다.

나의 경험으로 보더라도 16세쯤에는 밥을 5공기나 6공기를 먹었읍니다. 어째서 이렇게까지 먹을까 하고 생각될 정도로 마구 먹어댔읍니다. 그런데도 살이 찌는 일은 없었읍니다. 그만한 연령일 때는 그만한 에너지가 필요합니다. 체중의 비율로 보아서는 아기가 가장 많은 칼로리를 필요로 합니다. 아기는 자주 먹어야 합니다. 늘 칼로리를 공급하지 않으면 안됩니다. 하루에 3번 주면 되는 것이 아닙니다. 그만큼 많은 에너지가 필요하며, 쉴새없이 몸 안에서 회전하고 있는 것입니다. 그러니까 계속 공급해야 하는 것입니다.

어떤 엄마로부터 이런 질문을 받은 적이 있읍니다. 그 엄마는 자신이 당뇨병이므로 아이도 당뇨병이 되는게 아닐까 하고 걱정하고 있었읍니다. 그래서 2살된 아이가 우유와 쥬스를 자주 마시는데 당뇨병이 되지 않을까요, 하는 물음이었읍니다. 2살된 아이가 우유와 쥬스를 잘 마시는 것은 당연한 일이며, 또한 마시지 않으면 안되는 것입니다. 당뇨병과는 아무런 관계가 없읍니다. 당뇨병을 두려워한 나머지, 2살된 아이에게 식사 제한같은 것을 하면 오히려 큰일납니다. 엄마가 당뇨병 체질이니까 오히려 아이에게는 고르게 영양을 섭취시켜서 건강하게 성장하는 토대를 만들 필요가 있는 것입니다.

● 연령별 먹는 법을 알아둔다

여성은 17세쯤, 남성은 그보다 1,2년 늦은 18세에서 19세쯤에서 성장이 멈춥니다. 이 성장기에는 칼로리가 많이 필요해서 잘 먹게 되는 것이 당연합니다. 그런데, 성장이 멎으면, 칼로리가 그다지 필요하지 않습니다. 그런데 필요하지 않은데도, 성장기때 몸에밴 식습성만은 남게 됩니다. 자신은 많이 먹으려는 의식이 없고, 같은 식사를 하고 있을 뿐이라고 생각하고 있는데도 그것이 여분의 칼로리가 되어 지방으로 변해서 점점 피하에 저장되어 갑니다. 그것이 소위 「중년에 살찌는」 구조인 것입니다.

그러므로 중년에 살이 찐다는 것은 좀 심한 표현일지도 모르지만 「어른이 되고도 아직 어린이처럼 먹고 있는」 결과라고 할 수 있읍니다. 이미 성장기가 지난 어른이라면 먹는것도 어른의 판단으로, 즉 머리를 써서 먹지 않으면 안됩니다. 나이를 생각해서 현명하게 먹는 법을 택해야 하는 것입니다. 연령별 먹는 법의 지식을 가지고 실행하고 있는 사람은 중년이 되어도 살이 찌지 않습니다. 따라서 당뇨병도 생기지 않습니다.

이렇게 말하면 「하지만 먹는 것을 바꾸면 자신의 생활을 즐길 수 없을 듯한 생각이 든다」고 받아들이는 사람도 적지 않을 것입니다. 특히 식습관에 관해서는 평소에 진보적인 생각을 가지고 있는 사람이라도, 의외로 보수적입니다. 예를들면, 눈이 약한 체질로 근시안인 사람은, 안경을 씀으로써, 쓰지 않는 사람보다 여러모로 부자유스런 면이 있읍니다. 그런데도 당연한 것으로 알고 쓰고 있읍니다. 그것이 식사문제가 되면 「컨트롤 되면 즐길 수 없다」는 의견이 나옵니다.

그러나 비만으로 당뇨병이 생긴 환자의 이야기를 들어보면, 그때까지의 식습관이 사실은 그 사람의 몸에 맞지 않는다는 것을 알 수가 있읍니다. 인간의 몸은 자신의 인슐린을 방해하는 습관을 언제까지나 즐길 수 없도록 만들고 있는 것입니다. 그런 습관을 본래 그 사람이 가지고 있는 것이 아닙니다. 우연히 그 사람의 인생과정에서 만들어진 것에 지나지 않습니다. 그러므로 만들어진 것은 다시 고쳐서 새로운 습관을 다시 만들 수가 있는 것입니다. 그리고 실제로 그것을 다시 만든 사람이 살이 찐 당뇨병을 지닌 사람에게도 많이 있읍니다.

의식적으로 식사의 양을 줄여가면 처음 얼마 동안은 「오늘 저녁에도 요만큼밖에 못 먹는단 말인가」하는 조금은 처량한 생각이 들거나 합니다. 그러나 시간이 지나면 더 이상은 먹고 싶지 않다고 수저를 놓게 됩니다.

그 전에는 배가 부를 때까지 먹어야 먹은 것 같았지만, 어떤 일정한 양에서 먹는 걸 중지하게 되면 그것이 사실은 몸에 알맞는 식사이므로 기분이 좋기도 합니다. 그러므로 새로운 습관을 익힌 사람은 이렇게 말합니다.

"어째서 그렇게 많이 먹었을까요. 선생님, 이 정도 먹는 것이 기분이 좋은데 말입니다."

● 부모의 음식 먹는 스타일이 당뇨병 가계를 만든다

앞에서 당뇨병은 유전한다고 말한 바 있읍니다. 양친이 당뇨병이면 그 자녀가 당뇨병이 되는 율이, 그렇지 않은 사람보다 높다는 것을 설명했읍니다. 그것은 체질의 유전면에서 언급한 것이지만 여기서는 〈식생활의 유전〉이라는 면에서 알아보기로 하겠읍니다.

이것은 자녀로 하여금 장래에 당뇨병을 갖지 않게 하기 위하여 꼭 알아 두어야 할 일입니다. 당뇨병 체질이 유전하는 이상, 당뇨병 가계라는 것이 성립되는 셈인데, 그 바탕이 되는 비만에도 비만가계가 있는 듯합니다. 그것은 가정에서의 식생활이라는 것은 부모의 취향이 그대로 자녀에게 전해지기 때문입니다.

예를들면, 부친이 지나치게 뚱뚱하고 당뇨병이 있을 경우 그 지나치게 뚱뚱하게 만든 환경이 가정에 있을 것입니다. 부친이 미식가여서 맛있는것을 배불리 먹는다. 부인도 그 습관에 따라서 남편이나 자기가 좋아하는 음식을 많이 만들어서 식탁이 좁을 정도로 내놓는다. 그것을 그대로 자녀들도 함께 뱃속에 채워 넣는다. 부모들은 그것을 풍족한 식생활이라고 생각하고 있다.

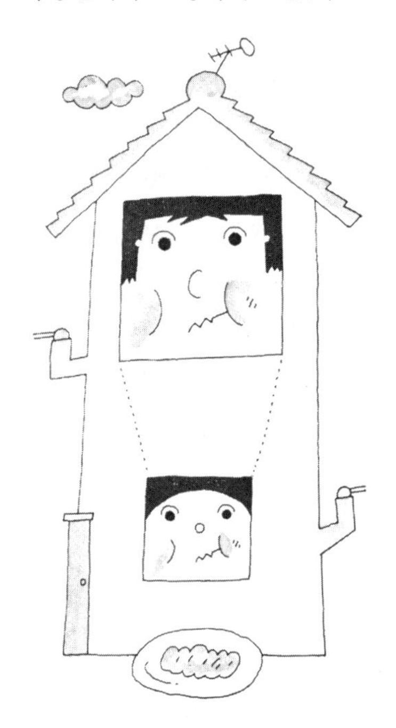

가정에서의 식생활은 엄마의 음식 기호 그대로 자식에게 전달된다.

부모나 자녀가 맛있는 것을 배불리 먹는 생활을 몇 년 동안 계속해 갑니다. 자녀는 어릴때부터 그런 환경속에 있으면, 맛있는 것을 배불리 먹는 습관이 몸에 배어 버린다. 그리고 나이를 먹어감에 따라서 부친처럼 살이 찌기 시작한다. 그리고 결혼해서 자녀가 생기면, 또다시 자기 집안의 식생활을 전통에 따라 맛있는 것을 실컷 먹는 식생활을 계속하게 됩니다. 이렇게 비만 가계라는 것이 만들어지는 것입니다. 그리고 그 가계에서 차례로 당뇨병을 가진 사람이 생기는 것입니다.

먹는 것뿐만이 아니라, 몸을 사용하는 방식도 가정환경의 영향을 강하게 받습니다. 운동을 좋아하는 부모를 가진 어린이는 자신도 적극적으로 몸 움직이기를 좋아하게 됩니다. 그렇지 않더라도 성장기의 어린이는 대개 활발하게 몸을 움직여서 쉴새 없이 에너지를 발산시키고 있읍니다. 그런데 비만 가계의 가정에서는 부모가 몸을 별로 움직이지 않는 사람이 많습니다. 따라서 어린이도 소위 운동 음치가 되어, 어린이답지 않게 몸을 움직이지 않습니다. 그래서 더욱 뚱뚱해집니다.

최근에는 국민학교에서도 비만의 문제가 자주 다루어지고 있습니다. 비만한 어린이의 부모를 보십시오. 모두가 한결같이 뚱뚱합니다. 즉 자녀나 부모가 모두 뚱뚱해지는 식사, 운동, 몸쓰는 방식의 생활을 하고 있는 셈입니다. 그것을 나쁘다고 생각하지 않는 점에 문제가 있는 것입니다.

당뇨병을 방지하려면 발상의 전환이 필요합니다. 이제까지는 몸에 대해서는 질병만을 생각하고 연구해 왔습니다. 병의 종류나 병이 나면 어떻게 하는 것만을 걱정해 왔습니다. 그러나 이제부터는 건강이란 무엇인가를 좀더 진지하게 공부해야 하리라 생각합니다. 질병만이 아니라, 건강한 생활은 무엇인가. 건강한 생활을 해나가기 위해서는 어떻게 해야 하는가. 그것을 아는 것이 중요합니다. 건강에 관한 지식이 없으면, 나쁜 습관을 고쳐 새롭고 좋은 습관을 몸에 익히려는 자세는 바랄 수 없습니다. 그러기 위해서는 종래의 병으로부터의 발상을 건강으로부터의 발상으로 전환시킬 필요가 있습니다.

● 식습관의 변화는 부친의 자각으로

그리고 또 한 가지, 늘 생활환경의 변화에 신경을 쓰는 일입니다.

우리나라는 얼마 전까지만 해도 가난한 나라로 먹을 것이 넉넉지 못하여 굶어 죽거나 영양실조로 고생하는 사람도 적지 않았습니다. 그런데 오늘날에는 그것이 거의 없어진 큰 변화를 이룩하고 있습니다. 기조의 위기는커녕 도시에서는 과식이나 비만을 걱정하는 시대가 되고 말았습니다.

현재 중년 이상이 된 부모는 우리 나라가 가난했을 때나 일제시대의 식량난을 겪던 시대에서 자랐읍니다. 그 당시는 가정에서의 식사버릇은 음식을 남기지 말라는 것이었읍니다. 쌀 한 톨이라도 고맙게 생각하고 먹어야 한다는 교육을 받았읍니다. 그러므로 남기지 않아야 한다는 것이 머리속에 있고, 다른 것은 그 다음 문제였읍니다. 아무튼 밥 한 알이라도 많이 먹는것이 그대로 건강으로 이어지는 시대를 보냈읍니다.

하지만 지금은 그 반대입니다. 남겨야 합니다. 밥 한 알이라도 적게 먹는 것이 건강으로 이어집니다. 이 식품 범람시대에 남기지 않고 먹으면 어떻게 되는가. 그 환경의 변화를 바라보는 것이 중요합니다. 그러면 현재의 환경 아래서는 당뇨병이 증가하고 혈압이 높은 사람이 증가하고 비만이 증가한다는 것을 알 수 있을 것입니다. 입장을 바꾸어 자기 집의 식사를 돌이켜 봅시다. 오늘날의 시대에 맞는 새로운 건강한 식습관을 낳게 할 수 있게 됩니다.

그런 뜻에서는 아버지에게 당뇨가 나온다는 것은, 그 가정에 다시 한 번 생활이나 습관을 돌이켜보는 기회도 되는 셈입니다. 우리 집의 생활습관은 과연 건강한가를 생각해 봅시다. 그리고 새롭게 건강한 생활을 만드는 계기가 된다면 부친의 당뇨병 발견도 가족 전체의 건강으로 보아 플러스가 될지도 모릅니다.

그것을「우리 집 아빠한테는 당뇨병이 있으니까」하고, 부인과 아이들만 맛있는 것을 맘껏 먹는 생활을 계속한다. 그러면 아빠의 당뇨병 교훈은 아무런 소용이 없게 됩니다. 부친이 당뇨병이라고 해서 한창 자라나는 어린이에게 당뇨병 환자의 식단과 같은 식사제한을 한다는 것은 잘못이지만, 균형 있는 식사를 하게 하는 배려가 결여된 식사법도 잘못입니다. 부친이 당뇨병이니까 그 자녀도 당뇨병 체질일 가능성이 충분히 있다고 생각해야 합니다. 그러므로 가족의 식생활은 부친의 당뇨병을 계기로 바꿀 필요가 있읍니다.

단, 부친의 경우는 저녁 교제로 인한 외식을 할 경우가 많으므로 그것이 원인인 부친만의 문제가 있을지도 모릅니다.

어린이 당뇨병은 바이러스 감염도 있지만, 그것은 5퍼센트가 될까말까입니다. 대부분 어린이의 당뇨병은 가정의 습관으로 뚱뚱해진 결과 발병합니다. 그러므로 가정에서의 식습관을 결정짓는 부친의 책임이 큽니다.

● 매일 저녁 반주를 드는 장수자에게 당뇨병이 없는 까닭

식사와 당뇨병의 관계를 말할 때, 반드시 듣게 마련인 질문이 있읍니다. 그것은 술을 마시면 안되나요? 라는 질문입니다.

술의 문제는 우리와 같은 당뇨병 관계 의사들은 칼로리의 섭취량으로 생각합니다. 칼로리로 식사를 생각한다는 원칙은 알콜의 경우에도 예외는 아닙니다. 물론 청주와 맥주, 또 위스키는 각각 성분이 다릅니다. 또한 몸 안에서의 대사도 다르리라 생각됩니다. 그렇지만 당뇨병과의 관계로 보면 그 전에 술을 마심으로써 몇 칼로리를 섭취하였는가를 먼저 계산해 버립니다.

건강한 사람의 경우는 대개 200칼로리 이하를 건강한 음주의 기준으로 삼습니다. 술의 좋고 나쁨을 판단하는데 있어서도, 그 술로 몇 칼로리를 섭취했는가를 빼놓고는 이야기할 수가 없읍니다. 200칼로리라고 하면 청주로 한 홉, 맥주로는 슈퍼용 중병 하나, 위스키로는 석 잔에 해당합니다. 그러므로 「그 정도로 마시면 괜찮겠죠?」하고 말하곤 합니다.

단, 알콜을 마실 때에는 절제가 잘되지 않는데 문제가 있읍니다. 한 잔이 두 잔, 두 잔이 석 잔이 되기 쉽습니다. 이렇게 되면 쉽게 200칼로리를 넘어 버립니다. 그러므로 이런 사람에게는 「술은 삼가는 것이 좋겠읍니다」라고 말해 줍니다. 그렇지 않고 한 홉이라면 한 홉으로 정하고 계속 저녁 반주를 드는 사람이라면 술을 마셔도 문제가 되지 않습니다.

또한 당뇨병에 청주는 나쁘지만 소주라면 괜찮다는 의견도 자주 듣습니다. 또한 위스키는 어쩐지 달고 몰트가 들어 있어서 좋지 않다. 소주는 달지않은데다 알칼리성이니까 좋다. 그래서 나는 소주밖에 마시지 않는다는 사람이 있읍니다. 그러나 이것은 잘못된 사고 방식입니다. 당뇨병의 입장에서 보아 위스키가 나쁘고, 소주가 좋다는 것은 있을 수 없읍니다. 소주에는 어느 정도의 칼로리가 포함되어 있어서 그 사람이 몇 칼로리를 마시고 있는가가 선결 문제입니다. 소주를 200칼로리 이하로 억제할 수 있다면 소주라도 상관없을 것입니다. 그렇지만 잔을 여러잔 거듭하여 칼로리를 오버하면 마찬가지입니다.

현재 우리나라에는 100세 이상 살아 있는 사람이 여러명 있지만, 그 사람들은 술도 마신다고 합니다. 그러면서도 100세 이상까지 건강을 유지하고 있읍니다. 이 사람들은 술 마시는 법이 좋다고 할 수 있읍니다. 즉 칼로리가 오버하도록 마시지는 않는 셈입니다.

장수촌이라는 곳이 우리나라에도 몇군데 있지만 그곳 사람들의 식사는 다른 마을과 비슷합니다. 먼저 해초를 많이 먹고 좋은 물을 마실뿐입

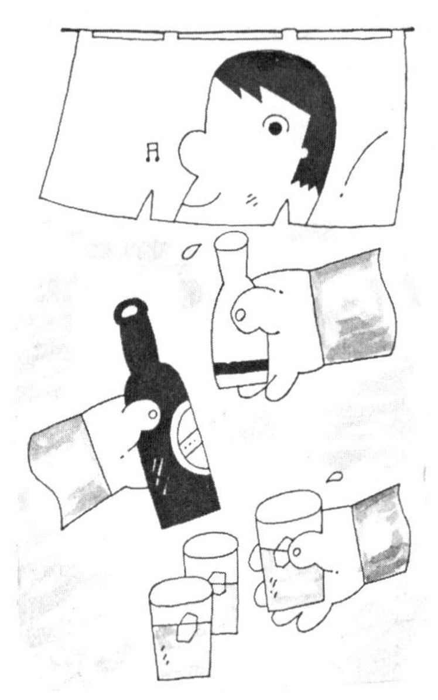

건강한 음주의 바로메타는 200칼로리

니다. 그리고 야채를 충분히 먹고, 백미는 별로 먹지 않습니다. 반쯤 찧은 쌀이나 현미를 주로 먹고 작은 물고기 조개류를 먹고, 그리고 늘 움직이는 생활을 하고 있습니다.

그런 식생활 속에서 술도 마시고 있습니다. 장수하는 사람들 가운데 술을 즐겨 마시는 사람이 있다는 말을 들었습니다. 그러므로 당뇨병이니까 술은 안된다고 말할 수 없습니다. 술이건 단 음식이건 매운 음식이건, 당뇨병으로 먹을 수 없는 것은 하나도 없다고 생각하고 있습니다. 무엇이든지 다 먹을 수 있다고 해도 과언이 아닙니다. 그것을 적당하게 먹는 것이 중요할 뿐입니다.

아침, 점심, 저녁의 식사는 영양을 고려해서 배에 8푼 정도 차게 먹습니다. 물론 배에 8푼 정도라고 할 때에는 알콜 따위는 포함되지 않습니다. 거기에다 플러스 200칼로리, 이것이 하루 생활 속에서의 건강한 식생활의 기준인 것입니다. 그러므로 소주를 0.7홉쯤 마시면 그 다음은 간식을 들지 말아야 합니다.

다만 이것은 매일매일의 생활을 말하고 있는 것입니다. 때로는 파티 등이 있어서 술을 많이 마시는 경우나 맛있는 음식을 포식하는 경우도 있을 것입니다. 그런 경우는 상관없다고 말하고 싶습니다. 그것마저

할 수 없다면 일상생활은 너무 무미건조할 것입니다. 이따금 그렇게 과음이나 과식을 하게 되면 그날은 확실히 혈당이 올라갑니다. 그러나 평소에 규칙적인 생활을 하다 보면 곧 정상으로 되돌아갑니다. 그것으로 건강이 나빠졌다고는 나는 생각지 않습니다. 그러므로 자주 많이 먹고 마실 기회가 있는 사람은 더구나 평소에 적게 먹는 식생활, 운동하는 생활을 해야 합니다.

● 당뇨병을 예방하는 식사는 특별식이 아니다

당뇨병을 예방하는 식사라고 하면, 어떤 특별한 식사를 해야 한다고 생각하는 사람이 있읍니다. 당뇨병이니까 무조건 당분을 섭취해서는 안된다고 믿고 있는 것입니다. 당뇨병이라는 이름이 아무래도 당분을 좋지 않게 여기는 경향이 있는 것도 하나의 원인일 것입니다.

그러나 당뇨병의 예방식이라 하더라도 특수한 것은 아닙니다. 요컨대 목적은 건강입니다. 건강을 위해서는 오히려 당질을 섭취하지 않으면 안됩니다. 당질에도 여러 종류가 있지만, 우리가 조미료로 많이 쓰는 것이 설탕입니다. 설탕은 흡수력이 매우 빠릅니다. 먹어서 10분쯤 지나면 몸의 혈당이 올라 갑니다. 하지만 전분의 형태로 섭취하면 흡수가 훨씬 늦어집니다. 전분을 소화해서 점점 작아진 후에 흡수되므로 흡수가 늦어지는 것입니다. 따라서 먹어도 혈당이 올라가는 시간이 늦어집니다. 그러므로 당질이 나쁘다고 한마디로 잘라 말할 것이 아니라, 전분의 형태로 섭취되는 것입니다.

나는 당뇨병 식사로는 우리나라의 식사가 세계에서 가장 바람직하다고 생각합니다. 우리나라 사람은 전분을 많이 섭취하고 있는 국민이며, 우리가 섭취하는 전분 가운데는 섬유질이 많이 포함되어 있습니다. 현재 미국 같은 곳에서도 당뇨병 환자의 식사는 우리나라 식사에 차츰 가까와지고 있는 실정입니다. 이제까지의 우리나라 식사의 결점은 짜고 매운데다, 단백질이 비교적 부족했던 점등을 들 수가 있습니다. 그것이 식량 사정의 호전과 옛날에는 없던 우유를 마시고, 육류를 많이 먹는 습관이 붙어서, 우리나라 사람의 영양상태는 매우 좋아져 있습니다.

그런데 식생활의 서구화가 오늘날에는 무서운 상황을 낳고 있기도 합니다. 동물성 지방이 우리의 식사에 아주 많아졌읍니다. 현재 미국에서는 지방의 섭취를 나날이 줄이고 있어서 그 수준이 우리와 같을 정도로 줄이고 있읍니다.

그러나 우리나라는 미국 식생활의 결점까지 흉내내고 있는 실정입니다. 거기에 바로 문제가 있읍니다. 같은 지방이라도 불포화 지방산과 포화 지방산이 있읍니다. 전자는 동물성 지방에 후자는 식물성 지방에 함유되어 있읍니다. 지방을 섭취할 경우에는 동물성 기름이 아니라, 식물성 기름을 섭취했으면 합니다. 단백질은 고기와 같은 동물성이 좋으므로 동물성 단백질을 먹으면 저절로 동물성의 기름을 섭취하게 됩니다. 기름만을 제거할 수는 없읍니다. 아무리 지방분을 떼어내더라도 남은 살고기 속에도 동물성 기름은 많이 들어 있읍니다. 그러므로 고기를 먹을 때에는 식물성 기름을 2배 정도 섭취하지 않으면 안됩니다. 적어도 1대1 이상은 섭취해야 합니다.

그리고 동물성 단백질을 섭취하더라도 생선이나 조류의 지방은 별로 나쁘지 않습니다. 생선이나 조류의 기름이라면 식물성 기름과의 비율도 1대1로 충분합니다. 그러므로 나이를 먹으면, 돼지고기나 쇠고기 보다는 생선이나 조류가 더 좋습니다. 또한 당분의 과잉 섭취를 걱정하는 사람으로부터 과일의 당분은 어떠냐는 질문을 받은 적이 있읍니다.

과일은 의외로 흡수가 빠른 음식물입니다. 과일 속에는 과당이라는 것이 있는데, 그 중의 반은 포도당입니다. 한때의 과당은 인슐린이 없어도 이용될 수 있었다. 그러므로 당뇨병의 치료에는 과당을 쓰는 것이 좋다는 설이 있었는데, 현재는 그 설이 근거 없는 것으로 되어 있읍니다. 과당도 몸 안에 들어오면 모두 포도당으로 변해 버립니다.

과일도 역시 여러가지 음식물 가운데 한가지로 섭취하면 되는 것입니다. 우리가 과일을 먹는 것은 꼭 과당을 섭취하기 위해서가 아닙니다. 과일 속에는 미네랄도 있고, 비타민도 있읍니다. 그런 뜻으로 과일을 섭취하지 않으면 안됩니다. 그것은 야채도 마찬가지입니다. 야채 속에는 섬유질도 있고 비타민도 있고 미네랄도 있읍니다. 그런 것은 다른 음식물에서는 별로 얻을 수가 없읍니다. 그래서 야채를 많이 먹어야 한다고 강조되는 것입니다.

당뇨병의 예방식이라고 하더라도 결코 특별한 것이 아니라는 것을 이해하셨으리라 믿습니다. 건강한 몸을 만드는 것이 가장 좋은 예방책이므로 바람직한 식사도 그 사람의 상태나 연령에 따라서 저절로 결정됩니다. 당뇨병을 예방하려면, 식사를 조금 부족하게 8할 정도 배에 차도록 먹으면 충분할 것입니다. 그리고 편식을 하지 말아야 합니다. 야채나 단백질도 균형있게 섭취해야 합니다. 그런 식사가 무엇보다도 좋은 당뇨병의 예방식인 것입니다.

● 일요골프는 당뇨병에 효과가 없다

우리들 의사가 당뇨병 예방이나 치료에 운동, 운동하고 귀찮게 말하는 것은, 운동을 하면 적은 인슐린으로도 그 힘을 몇 배로 발휘할 수가 있습니다. 그것이 실험으로 증명되고 있기 때문입니다. 운동은 식사와 함께 예방이나 치료에는 빼놓을 수 없는 2대 포인트입니다.

운동이라고 하더라도 단지 몸을 움직이기만 하면 되는 것이 아닙니다. 일정한 강도의 운동을 일정시간 동안 계속해야만 비로소 인슐린의 작용을 강화하는 효과가 생기는 것입니다. 짧은 시간의 운동으로는 효과가 나타나기 전에 그만두게 되므로, 당뇨병에게는 무의미합니다. 운동의 종류는 일정한 강도와 계속 시간만 있으면 무슨 운동이건 괜찮다고 할 수 있습니다.

예를들면 사이클은 운동효과가 높은 운동이지만 자전거가 있어야 하는 결점이 있읍니다. 수영도 좋은 운동이지만 수영장까지 가야 합니다. 오늘은 갈 시간이 없으므로 수영할 수 없다는 것은 곤란합니다. 또한 역기를 드는등 아무리 강한 운동이라도 3일만에 끝난다면 아무런 소용이 없읍니다.

이런 것을 고려해서 오래도록 계속할 수 있는 운동을 택해야 하는데, 걷는 것이 가장 무난한 운동이라고 할 수 있읍니다. 조깅이나 달리기도 좋을 것입니다. 아무튼 지금 당장부터라도 일생 동안 계속할 수 있는 운동을 택해서 해야 합니다.

그러나 한 마디로 걷는다고 하더라도 단지 걷기만 하면 되는 것은 아닙니다. 당뇨병의 운동요법으로는 효과적으로 걷는 방법이 있읍니다. 그러므로 슬슬 산책하면서 걷는 것은 별 효과가 없읍니다. 효과가 전혀 없다는 뜻은 혈당이 높은 것을 내린다든가, 자신이 섭취한 영양의 대사를 잘 되게 하는 점에서 효과가 없다는 뜻입니다. 일정한 속도로 자기 나름대로의 빠른 걸음으로 걸어야 합니다. 그것을 20분~30분 계속해야 합니다. 이것이 당뇨병에 효과가 있는 걷는 방법인 것입니다.

당뇨병 환자의 운동량이라는 것은 각각 사람에 따라서 다르지만 나는 다음과 같이 전하고 있읍니다.「평균 20분에서 30분쯤 일정한 속도로 빨리 걸으십시오. 도중에 쉬지 말고 그런 걸음걸이를 하루에 한 두 번 하십시오. 그 다음은 슬슬 걸어도 상관없읍니다」

여기서 말하는 빠른 걸음이라는 것은 엄밀히 말하자면 1분 동안에 70~80미터를 걷는 셈이 되지만, 일반적으로 그런 번거로운 일을 반드시 지킬 필요는 없읍니다. 자기 나름대로의 속도로 빨리 걷는다고 해석하면 될 것입니다. 자신의 상태에 맞는 빠른 걷기에서 차츰 속도를 빨리해 가도록 권하고 싶습니다.

골프는 많이 걸으므로 좋은 운동이 된다고 흔히들 말하지만 확실히 골프는 18홀을 다 돌면 상당히 많이 걷는 셈입니다. 그러나 그 걸음걸이는 20~30분 동안 계속해서 빠른 걸음으로 걷는 것은 아닙니다. 더구나 일요골프라면 주 1회의 운동량에 지나지 않습니다. 이 정도로는 인슐린이 잘 나오게 하는 효과를 기대할 수가 없습니다. 일요골프는 기분전환을 위한 레크레이션은 될지 몰라도 당뇨병의 운동요법은 될 수 없다고 할 수 있습니다.

빠른 걸음으로 걸으라고 하면, 나이를 먹어서 그렇게 빨리 걸을 수 없다는 사람도 있습니다. 그런 사람은 자기 나름대로 걸으면 되는 것입니다. 요컨대 자고 있는 것보다는 앉아 있는 것이 좋고, 앉아 있는 것보다는 서 있는 것이 좋고, 서 있는 것보다는 걷는 편이 좋습니다.

또한 다리가 아프다든가, 허리가 아프다든가 해서 의사로부터 운동을 해서는 안된다는 주의를 받고 있는 사람도 있습니다. 예를들면 무릎에 이상이 있는 사람, 그런 사람은 무리하게 걸어서 무릎의 이상을 악화시켜서는 안될 것입니다. 정형외과의 의사와 잘 상담해서 서포터를 하면 좋다든가, 코르셋을 하면 좋다든가, 여러가지 조건이 있습니다. 그 조건을 채우고, 그런 후에 얼마를 걸으면 된다는 허락을 받고 시작하는 것이 바람직합니다. 되도록이면 병을 고친 뒤에, 다시 걷는 일을 시작하는 것이 바람직할 것입니다.

아무리 당뇨병에 걷는 운동이 좋다고는 하지만, 무릎을 희생시키면서까지 걸으라고는 우리 당뇨병의 전문의사들도 권하지 않습니다. 결국 목적은 건강입니다. 혈당만 내려가면 되는 것이 아닙니다. 그 사람을 어떻게 건강하게 만드느냐 하는 관점에서 그 사람의 전체를 보지 않으면 안됩니다.

걷는다는 것과 혈당과의 관계는 실험에 의한 데이타가 나와 있읍니다. 당뇨병 환자를 실제로 걷게 해서 혈당을 재어 보면, 15퍼센트 이상이 내려갑니다. 그러나 15분 이내에 운동을 중단해 버리면 혈당은 거의 내려가지 않습니다. 그러므로 15분을 넘겨서 20분이나 30분쯤의 운동을 권하고 있는 것입니다. 이것도 사람에 따라서 다르지만, 적어도 15분 이내의 운동으로는 혈당이 좀처럼 내려가지 않습니다.

그냥 걷는 것보다 계단을 오르내리는 쪽이 더 효과가 있지 않느냐 하는 의견도 있읍니다. 스스로 계단을 오르내리는 시간을 재어 보십시오. 몇 분동안이나 계단 오르내리는데 시간을 보냈는가. 혈당이 내려가기 전에 대개는 중단하리라고 생각됩니다. 15분 동안 계단을 오르내린다는 것은 계단의 단수로 볼때 상당한 양입니다.

예를들면 10단 있는 계단을 20초 동안에 한 번 왕복했다면 8분 동안에는 24회 왕복하는 셈입니다. 이것은 상당한 피로를 가져다 줍니다. 그러나 운동 계속시간으로 볼때 8분으로는 부족합니다. 그러므로 다리나 허리를 단련시키는 데는 효과가 있지만 당의 신진대사를 돕는 뜻에서는 적당한 운동이라고 할 수 없읍니다.

● 비만한 사람은 매일 40분씩 빠른 걸음으로 걷는다

앞에서도 말한 바와 같이 당의 신진대사에 효과가 있는 걸음걸이는 매일 20~30분 빨리 걷는 일입니다. 나도 매일 땀이 약간 날 정도의 속도로 20분쯤 계속해서 걷고 있습니다.

운동 전문가에 의하면 그 사람에게 적당한 운동량이라는 것은 운동중에 그 사람의 맥박을 세어서 결정합니다. 맥박이 120정도 되도록 운동을 하면 상당한 운동을 했다고 할 수 있읍니다. 보통 사람이라면 20~30분 동안 빠른 걸음으로 걸으면, 대개 거기에 해당합니다. 그러나 비만한 사람은 좀더 오래 걷지 않으면, 인슐린의 분비를 촉진하지 못하는 것 같습니다.

비만한 사람은 40분 정도 걸어야 체중에 영향을 미친다. 즉 살이 빠지지 않는다고 생각합니다. 이렇게 말하면 「네? 40분쯤 계속 걸어야 한다구요? 도중에 쉬면 안되나요? 그것은 저에게는 무리입니다」라고 말하는 사람이 있습니다. 나는 원칙적으로는 도중에 앉아서 쉬지 않도록 권하고 싶습니다. 애써 걸어도 도중에 중단해 버리면 운동효과는 반감해 버립니다. 그러므로 자신에게는 무리라고 결정해 버리기 전에 20분, 30분이라도 좋으니, 아무튼 걷는 일을 시작하는 것이 중요합니다. 그 후에 차츰 시간을 늘려 갑니다. 그래 체중이 어떻게 변화하는가를 봅니다. 그 효과를 보고 운동량을 가감해가는 등의 대책을 강구하면 되는 것입니다.

운동의 효과는 개인에 따라서 상당한 차이가 있습니다. 또한 운동에 차츰 몸이 익숙해지면 효과면으로도 능률이 나게 됩니다. 능률이 나면 처음에는 괴롭게 생각한 일도 쉽게 해낼 수 있게 마련입니다. 그러나 그것도 운동을 시작한 다음의 이야기입니다. 운동을 하지 않으면 체크할 필요도 없습니다. 자신에게 있어서 걷는 생활이 어떤것인가를 생각하고 우선 시작해 보는 그런 자세가 중요합니다.

당뇨병에 있어서의 비만과 운동과의 관계는 씨름꾼을 보면 잘 알 수가 있습니다. 그들은 큰 냄비의 밥이나 불고기 여러 근의 식사를 매일처럼 먹어치우고 있습니다. 그 섭취 칼로리는 매우 높습니다. 또한 그만큼 먹지 않으면 씨름을 할 수가 없습니다. 그러나 현역 씨름꾼으로 당뇨병이 있는 사람은 의외로 적습니다. 연습하느라고 몸을 격렬하게 움직이고 있기 때문입니다. 그 운동량이 비만한 몸 속에서도 인슐린을 작용시키고 있는 셈입니다. 그런데 현역에서 물러나 나이를 먹으면, 금방 당뇨병이 되는 사람이 많습니다. 이것은 같은 비만한 몸이라도 운동량이 변화함에 따라서 인슐린의 작용이 크게 달라지기 때문입니다.

그것에 관해서는 이런 흥미있는 실험 데이타도 있습니다. 전혀 병이 없는 사람을 한 달 동안 절대 안정된 상태로 놓아 둡니다. 그리고 포도당의 부하실험을 해보면, 정상적인 사람이라도 당뇨병이 있는 사람과 비슷한 커브를 그립니다.

이번에는 보통으로 생활하고 있는 건강한 그 한 사람 그 옆에 절대 안정을 취하는 사람을 한 사람, 그 두 사람 가운데 누운 채로 다리만 움직여서 운동할 수 있는 한 사람을 둡니다. 그 사람에게는 특수한 자전거와 같은 기계를 만들어 안정을 취하면서 발로 페달만을 밟을 수 있도록 합니다. 그런 다음 한 달 후에 세 사람의 혈당 커브를 비교해 봅니다.

그러면 절대 안정을 취하는 사람은 당뇨병이 있는 사람과 같은 커브를 이룹니다. 보통으로 움직이고 있는 사람은 보통 커브를 나타냅니다. 발만 움직이고 있는 사람은, 그 두 사람과 중간의 커브를 그립니다. 단 한 달 동안이라도 그 기간에 얼마나 운동을 하고 있는가가 혈당에 차이를 만드는 셈입니다.

본래 사람의 몸은 움직이도록 되어 있습니다. 움직이지 않으면 몸에 좋지 않게끔 구조가 되어 있습니다. 그러므로 진정으로 자신의 몸을 건강하게 유지하려면, 몸을 움직이는 것이 하나의 의무처럼 되어 있습니다. 그렇지만 당뇨병 환자가 걸을 경우에는 노력하는 셈으로 걷는다면 그것은 바람직하지 못합니다. 물론 처음에는 노력이 필요합니다. 꼼짝도 하기 싫은 자신을 격려해서 애써 걷도록 합니다. 그러면 얼마 후에는 노력하지 않아도 걷게 됩니다. 걷는 것이 당연한 것처럼 됩니다. 즉 습관화되는 셈입니다. 장수하는 사람은 모두가 평소에 몸을 많이 움직이는 사람들 뿐입니다.

습관화되면 운동효과도 몸에 뚜렷이 나타납니다. 인슐린의 작용도 좋아지고 몸도 가볍고 기분도 좋아집니다. 이번에는 반대로 걷지 않으면 기분이 나빠집니다. 나한테 오는 환자들 중에도, 몸을 움직이는 스타일의 새생활을 스스로 만들어낸 사람이 많습니다. 그런 사람에게 "나이를 생각해서 걷는 일을 그만두는 게 어떻습니까"하고 말하면 "천만에 말씀입니다. 이렇게 건강에 좋은 일을 왜 그만두겠읍니까"하고 대답합니다.

걷는 것이 즐거워지면 더 바랄 나위가 없읍니다. 비만한 사람일수록 되도록 빨리 이런 단계에 달할 필요가 있읍니다. 그러기 위해서는 비만한 사람은 아무튼 40분 동안은 걷는 생활을 시작해야 합니다. 가장 나쁜 것은 그것이 좋은 줄은 알면서도 실행하지 않는 일입니다.

● 포식시대의 당뇨병을 예방하는 포인트 〈이 장의 정리〉

이 장을 끝냄에 있어, 당뇨병에 걸리지 않기 위한 예방법을 3포인트로 정리해 보겠읍니다.

첫째 예방법은 과식하지 말것입니다.

과식하지 않으려면 먼저 자신이 무엇 때문에 먹느냐 하는 것을 잘 생각해 볼 필요가 있읍니다. 어떤 것을 먹느냐에 따라서, 인간의 몸은 나날이 바뀌어 갑니다. 국민학교때 배운 신진대사의 의미를 다시 한번 생각해 보는 일이 중요합니다. 음식물에 의해서 얼마나 인간의 몸이 변화하는가는 같은 한국인이라도 미국에 사는 한국인과는 사망원인이

다르다는 점이다. 미식가협회 회장의 당뇨병 치료의 실례로도 아셨으리라 믿습니다.

오늘날과 같은 포식시대에는 입에 당기니까 먹는다. 맛있으니까 먹는다는 것이 당뇨병을 대량 생산하고 있는 것입니다. 당뇨병이 있는 사람의 특징은 일반적으로 먹보라는 점입니다. 오로지 만복감만을 찾아서 「더 이상은」이라는 의지를 밀고 나가지 못하는 것입니다. 「더 이상은 안되겠군. 이쯤에서 수저를 놓아야지」「한 잔 더 하는 것은 참아야지」 이것을 할 수 있느냐 없느냐가 당뇨병이 되느냐 안되느냐의 갈림길이라고 할 수 있읍니다.

먹는 법의 요령은 배에 약간 부족하게 먹는 것입니다. 그러기 위해서는 본능적으로 먹는 것이 아니라 머리로 먹어야 합니다. 「이젠 됐어」 하는 이성적인 판단을 식탁에 가져오는 일입니다. 그리고 공복감을 즐기는 경지에까지 달하면, 여러분은 반드시 당뇨병과는 인연이 먼 인생을 보내게 될 것입니다.

둘째 예방법은 걷는 일입니다.

걷는다고 하더라도 그냥 걷기만 하면 되는 것은 아닙니다. 슬슬 걷는 것은 당뇨병에는 아무런 효과가 없읍니다. 일정한 속도로 자기 나름대로 빠른 걸음으로 걸어야 합니다. 그것을 매일 20분 내지 30분을 계속하는 것이 효과적인 걷기입니다. 그러므로 1주일에 한 번 갖는 일요골프는 기분전환은 될지 몰라도, 당뇨병을 예방하는 운동이라고는 할 수가 없읍니다.

우리들 의사가 당뇨병이 있거나 당뇨병에 걸리지 않으려면 운동을 하라고 귀찮을 정도로 말하는 것은 운동을 하면 적은 인슐린으로도 그 힘을 강하게 발휘할 수 있기 때문입니다. 그것이 실험으로도 증명되고 있기 때문입니다. 또한 병이 전혀 없는 사람도 한 달 동안 절대 안정된 상태에서 누워있으면 정상적인 사람의 혈당이라도 당뇨병이 있는 사람과 같은 커브를 그립니다.

이것은 운동량이 변함에 따라서 인슐린이 작용하는 힘도 크게 달라진다는 것을 보여주는 것입니다. 운동이라고 하면 물론 걷는 것만을 말하는 것은 아닙니다.

그러나 이와 같이 인슐린의 분비력에 영향을 끼치는 운동은 그냥 몸을 움직이기만 하면 되는 것이 아닙니다. 일정한 강도의 운동을 일정한 시간 동안 계속할 수 있는 것이어야 합니다. 아무리 강한 운동이라도 짧은 시간에 끝내 버리면 인슐린에 효과를 미치지 못하기 때문입니다.

그래서 아무런 도구도 필요로 하지않고 누구나 할 수 있다는 점에서 걷는 것이 가장 좋은 운동인 셈입니다. 물론 계속할 수만 있다면 조깅도 좋습니다.

셋째 예방법은 살찌지 않아야 하는 점이다.

비만은 당뇨병의 친척과 같은 것입니다. 비만한 사람은 언제 당뇨병이 생기더라도 이상하지 않다고 할 수 있읍니다. 비만은 예방법의 첫째, 둘째를 게을리한 결과입니다. 그러나 비만은 만들어진 것입니다. 그러므로 다시 고쳐 만들면 낫는 것입니다.

비만의 원인은 물론 칼로리의 과잉 섭취이지만, 그것은 연령별 먹는 법을 모르는 것에도 원인이 있읍니다. 식사 취하는 법에는 그 연령에 맞게 먹는 법이라는 것이 있읍니다. 여성은 17세까지, 남성은 18,19세까지의 성장기에는 많은 칼로리를 몸이 요구하며 또한 얼마든지 먹을 수 있읍니다. 그러나 성장기를 지나면, 별로 칼로리를 필요로 하지 않습니다.

비만한 사람의 공통점은「어른이 된 뒤에도 아직 어린아이와 같이 먹고 있다」는 점에 있읍니다. 비만을 고치려면 먼저 연령에 맞는, 어른답게 먹는 습관을 길러야 합니다.

비만에는 비만 가계라는 것이 있는 것 같습니다.

부친이 미식가이며 맛있는 것을 배불리 먹고, 모친도 남편을 따라 맛있는 것을 먹는다. 그것을 어린이들이 흉내내어 자신들과 같이 맛있는 것을 마음껏 먹는다. 그 결과 부친도 비만, 모친도 비만, 어린이도 비만이라는 가계가 생기는 것입니다.

당뇨병 체질은 유전한다고 하지만, 식생활을 집안에 전해진다는 것, 특히 부친은 머리에 넣어 둘 필요가 있을 것입니다.

또한 비만한 사람의 운동량은 당연히 보통 사람과는 다릅니다. 매일 40분 동안 빨리 걷는 것이 중요합니다. 그 정도를 걷지 않으면 비만한 사람이 당의 대사를 잘한다고는 할 수 없읍니다.

Ⅲ

의사와 체중계는 쓰기에 달렸다

● 옛날 화장실 청소하는 사람은 당뇨병 발견의 명인이었다

옛날, 오늘날 처럼 수세식 변소가 아직 보급되지 않았던 시대에는 당뇨병은 화장실 청소하는 사람들에 의해서 발견되는 경우가 많았습니다. 화장실 청소하는 사람이 「이 집에는 당뇨병 환자가 있는 것 같아요」라고 말하는 것을 그 집안 사람에게 알려준다. 당뇨병이 있는 사람은 오줌에 당이 나오니까 발효가 되는 것입니다. 그것이 일종의 특유한 달콤하고 시큼한 냄새가 됩니다. 그 냄새로 화장실 청소하는 사람은 그 집안에 당뇨병 환자가 있다는 것을 알게 되는 것입니다.

오늘날의 의학수준으로 보면, 화장실 청소하는 사람에게 당뇨병이 있다는 말을 들을 정도라면 이미 병세가 상당히 진행된 단계인 것입니다. 몸이 나른하다. 신경통으로 어딘가가 쑤신다. 무엇보다고 짜증이

심하다. 그래서 물을 많이 마신다. 물을 많이 마시니까 오줌도 많이 나온다. 대개는 이런 증상입니다. 하지만 거기까지 진행되려면 그 전의 수년 동안에 이미 당뇨병의 몇몇 증세가 나타났을 것입니다. 오늘날에는 의학이 발달해서 그 이전에 발견할 수 있도록 되어 있읍니다.

「어떤 증상이 나타났을 때, 당뇨병이라고 판단하면 되나요」하는 질문을 자주받는데, 앞에서도 말한 바와 같이 늘 갈증을 느끼는 증상이 나타난 뒤에는 때가 늦습니다. 지금은 그렇게 증상이 나타날때까지 기다리는 시대가 아닙니다. 그래서 혈당을 재어 보거나, 오줌 검사를 하는 것입니다. 공복시의 혈당치가 정상이라도 당뇨병이 있을 염려가 있을 때에는 포도당 부하시험을 행합니다.

보통 사람의 공복시의 혈당치는 60~80 정도가 가장 많습니다. 나는 110 정도까지는 정상적인 범위에 넣어도 좋다고 생각합니다. 단 일반 사람이 혈당치의 숫자만으로 당뇨병의 증상을 판단하는 것은 위험합니다. 그 혈당치를 어떻게 해석하느냐는 의사의 판단에 맡기는 것이 좋을 것입니다. 혈당이 높은 값을 나타냈다고 해서, 당뇨병이라고 판단하는 것은 성급합니다.

당뇨병이 아니더라도 여러가지 요인으로 혈당이 높아집니다. 혈당은 혈압과 마찬가지로 높아지는 조건에서 측정하면 높아집니다. 화나는 일이 있어서 흥분해 있는 상태일 때 혈압을 측정하면, 혈압계는 높은 숫자를 나타낼 것입니다. 그렇다고 해서 그 사람을 고혈압이라고 단정하는 것은 옳지 않습니다. 혈당도 스트레스가 심할 때에는 높은 혈당치를 나타내는 것입니다.

예를들면, 입학시험 때의 신체검사. 수험생의 오줌 검사 때 상당한 당이 발견되는 수도 있읍니다. 그렇다고 해서 수험생 가운데 갑자기 당뇨병이 많아진 것은 아닙니다. 무사히 입학한 후 다시 검사를 해보면, 같은 사람이라도 그때에는 나타나지 않습니다. 이와는 반대로 중년이나 장년기의 사람의 경우 평소에는 모르고 있었는데, 스트레스가 계기가 되어 당뇨병이 발견된 케이스도 있습니다. 즉 정신적인 긴장이 혈당이나 혈압에 큰 영향을 미치는 셈입니다.

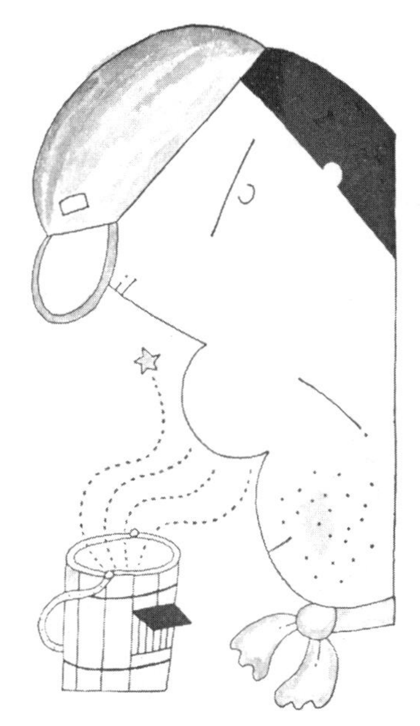

당뇨병 발견의 선수는 청소부 아저씨였다.

혈당치는 식사나 운동과 같은 일상생활의 내용으로 동요하고 있습니다. 그러나 건강한 사람의 동요는 일정한 범위에 그치고 말지만, 당뇨병이 있는 사람은 이상할 정도의 높은 값이 일정한 시간 동안 계속됩니다. 이 높은 혈당치는 다른 조건이나 질병으로도 나타납니다. 그래서 우리들 의사는 혈당이 높다고 해서 당뇨병이 있다고는 단정하지 않습니다.

많은 사람들이 당뇨병은 간단히 알 수 있다는 생각을 가지고 있는 것 같습니다. 오줌을 조사해 보면 당뇨병 검사는 더 받을 필요가 없다. 또는 혈액검사를 받으면 검사는 끝이라고 생각합니다. 하지만, 그렇지가 않습니다. 그것은 당뇨병일지도 모른다고 판단하는 계기에 지나지 않습니다.

변화무쌍한 혈당치의 변화등을 그 사람의 생활조건에 비추어서 조사하고, 그 결과 현재 혈당치가 높아진 원인은 인슐린이 작용하지 않게 되었기 때문이라고 판단되었을 때 비로소,「당신은 당뇨병 증세가 있으므로 지금부터 치료해야 합니다」라고 말하게 되는 것입니다.

● 당뇨병은 뜻밖의 계기로 발견되는 일이 많다

당뇨병은 초기 단계에는 자각증상이 없읍니다. 어쩐지 나른하고, 무기력하고, 갈증이 나는 증상이 당뇨병에는 있지만 그것을 자각할 때에는 이미 당뇨병이 어느 정도 진행된 단계입니다.

본인이 모르는 사이에 어느 틈에 당뇨병이 되어 있었다는 케이스가 대부분입니다. 그러므로 뜻밖의 일이 계기가 되어 자신이 당뇨병이 되어 있음을 알게 되는 경우도 많다. 그때까지 당뇨병의「당」자도 몰랐던 사람이 그때서야 당뇨병을 발견하기도 합니다.

예를들면 가족의 예기치 않았던 불행이 계기가 되어 당뇨병을 발견하거나 합니다. 정신적인 스트레스가 당뇨병을 유발하기 때문입니다.

스트레스와 당뇨병은 밀접한 관계가 있으며, 강한 스트레스가 일정기간 동안 계속되면 인슐린의 분비가 나빠집니다. 스트레스가 있으면 인슐린과는 반대인 부신티질의 호르몬이 분비되기 때문입니다. 이것은 인슐린과 대항하는 호르몬으로 인슐린의 활동을 억제해 버리는 작용이 있읍니다.

예를들면 자신이 외아들을 잃고 정신적인 긴장이 매우 강할 때 몸의 컨디션이 나빠져서 의사에게 찾아갔다. 그랬더니 당신은 당뇨병이 있어요. 라는 말을 듣게 되었다는 실례도 있읍니다. 이런 사람은 본래 당뇨병 체질이었던 것입니다. 가벼운 증상이 진행되고 있었는지도 모릅니다. 그것이스트레스의 계기가 되어 뚜렷한 증상으로 나타난 셈입니다.

또한 자신의 부상으로 당뇨병이 발견되는 수도 있읍니다. 자동차를 운전하다가 교통사고로 부상을 당하고 말았다. 병원으로 실려가 외과에 입원해서 여러가지를 검사해 보았더니 당뇨병이 발견되었다. 이런 경우도 자주 있읍니다. 여성은 임신을 계기로 당뇨병이 생기는 사람도 있읍니다. 또한 자궁근종(子宮筋腫)의 수술을 받았더니, 수술 후 의사로부터 당뇨병이 있다는 말을 들은 사람도 있읍니다.

자궁근종과 당뇨병은 의학적으로는 아무 관계가 없읍니다. 다만 근종의 수술도 하나의 스트레스이므로, 인슐린의 활동이 방해를 받습니다. 그러므로 수술을 하기 위하여 여러가지 검사를 하면 분명히 당뇨병의 증상이 나타나는 것입니다. 더러는 퇴원 후 어느정도 시일이 지나면 당뇨병의 증상이 사라지는 경우도 있지만, 그렇다고 해서 안심은 금물입니다.

설사 다른 병이나 수술과 같은 스트레스가 강한 존건하에 있더라도 일단 당뇨병 증상이 나타났다는 것은 그 사람이 당뇨병 체질의 소유주임을 말하고 있기 때문입니다. 그렇지 않은 사람은 같은 자궁근종의 스트레스가 있어도 당뇨병의 증상은 나타나지 않습니다. 일단 증상은 사라지더라도 그 사람이 과식을 한다든가, 운동부족이 되든가, 뚱뚱해지거나 하면 당뇨병이 되어 버립니다. 스트레스나 다른 병을 계기로 당뇨병이 발견된다는 것은 나쁜 일에 더 나쁜 일이 겹치는 것과 같습니다.

그러나 그것을 계기로 자신이 그런 체질이라는 것을 알게 되었으므로, 오히려 그것을 계기로 건강한 생활을 만드는 찬스로 만들어야 합니다. 불행한 것은 그런 체질이라는 것도 모르고, 건강하지 않은 생활을 계속하는 일입니다.

그렇다면 당뇨병의 경우에는 과식, 운동부족, 비만이라는 것 이외에는 주의를 기울이지 않는 경향이 있습니다. 하지만 주의할 점이 그런 것 이외에도 있다는 것을 알아둘 필요가 있습니다. 당뇨병은 여러가지 일로 생기고 또한 여러가지 계기로 발견되기 때문입니다.

● 모친에게 당뇨병이 있으면 어린이에게도 증상이 나타나는가

어느 날 한 주부로부터 엽서로 다음과 같은 질문을 받았읍니다.

「제 딸은 결혼한 지 6년이 됐는데도 아직 아이가 없읍니다. 실은 모친인 제가 당뇨병인데 모친이 당뇨병일 경우, 그 딸도 당뇨병의 영향을 받아서 임신하지 못하는 것일까요? 또는 부모로부터 유전하는 율은 남성이나 여성이나 차이가 없는 것일까요?」

이 질문에 답하는 형식으로 여성의 당뇨병에 대하여 설명해 보도록 하겠읍니다.

모친이 당뇨병일 경우, 그 자녀에게 당뇨병이 생기는 율은 통계적으로는 높다고 할 수 있읍니다. 이것은 앞에서도 말한바와 같이 현재, 당뇨병은 유전병의 하나로 다루어지고 있읍니다. 당뇨병 체질이라는 것은 부모로부터 자녀에게로 전해지는 것입니다.

그러나 그렇다고 해서 당뇨병이 있는 모친의 자녀 모두가 당뇨병이 된다는 증거는 아무 것도 없읍니다. 현재의 딸에게서 당뇨병의 증세가 발견된 것도 아닙니다. 이것 역시 앞에서도 설명했지만 당뇨병 체질을 가지고 있다고 해서 반드시 당뇨병이 되는 것은 아니기 때문입니다. 오히려 당뇨병이 되는 사람은 소수에 지나지 않습니다. 대부분의 사람은 건강하게 살아갈 수 있읍니다. 그러므로 모친이 당뇨병이라고 해서 딸도 당뇨병이라고 단정지을 수는 없읍니다.

그렇지만 만일 딸이 당뇨병이라면 어떻게 되는가. 즉 당뇨병 여자는 임신하기 어려우냐 하는 문제입니다.

나의 회답은 설사 모친에게 당뇨병이 있다고 하더라도 그 모친이 평소에 컨트롤이 잘 잡힌 생활을 하고 있으면 아무런 이상이 없다는 것입니다. 또한 치료가 발달되지 않았고 예전에는 아기를 낳기 어렵다든가, 유산하기 쉽다든가, 여러가지가 있었읍니다. 그러나 최근에는 당뇨병 치료가 발달한 결과, 당뇨병이 있는 여성이라고 해서 임신하기 어려운 것은 아닙니다. 당뇨병이 있는 모친도 얼마든지 훌륭한 아기를 낳고 있읍니다.

단, 아무리 치료가 발달하더라도 불규칙한 생활을 해도 괜찮은 것은 아닙니다. 모친이 만일 당뇨병이 있고 아기를 낳을 때에는 평소부터 얼마나 건강관리에 신경을 쓰고 있는가가 크게 영향을 미칩니다. 그러기 위해서는 담당의사를 정해 놓고, 그 의사의 지도하에 컨트롤이 잡힌 생활을 계속해 가는것이 중요합니다.

부모로부터 유전하는 율에는 남녀차가 없읍니다. 당뇨병 체질을 여자 쪽이 받기 쉽다든가, 남자 쪽이 잘 받지 않는다든가 하는 것은 아닙니다. 부친이 당뇨병인 어린이와 모친이 당뇨병인 어린이는 모친이 당뇨병인 어린이 쪽이 당뇨병이 되는 율이 높은 듯합니다.

여성의 당뇨병은 임신, 출산, 자녀에게의 영향등을 고려하면 남성 이상으로 건강한 생활이 요구됩니다. 그렇다고 하더라도 여성이라고 해서 특별한 예방법이 있는 것은 아닙니다. 특히 최근의 여성에게는 운동이 부족한 현상이므로 주의해야 합니다.

최근에는 여성대상의 스포츠도 여러가지가 등장하고 있는데, 당뇨병에 대한 운동효과라는 점에서 무리없이 오래 계속할 수 있는 운동이 가장 바람직합니다. 그 점에 대해서 체조선수였던 어떤 대학교수는 이렇게 말하고 있읍니다.

"요가가 건강에 좋다고 하지만 단지 가부좌를 하고 있는 것만으로 스포츠라고는 할 수가 없읍니다. 에어로빅이라든가 재즈댄스 같은 것은 그럴듯하게 보이지만, 옛날부터 있던것으로 간판을 새로 내건것 뿐입니다. 주부가 2,3일 그곳에 다녀서 히프를 흔드는 것만으로 살이 빠지지 않습니다."

유행의 운동도 좋지만, 매일 일정한 시간 동안 일정한 강도로 계속하는 운동이 아니고는 인슐린의 활동을 높일 수 없읍니다. 그런 뜻에서 쇼핑을 나간 김에 매일 20분쯤 빠른 걸음으로 걷는 생활을, 건강한 아기를 낳기 위한 여성에게 권하고 싶습니다.

● 부친이 당뇨병으로 사망했는데 그 자녀는 괜찮을까요

앞에서는 모친에게 당뇨병이 있을 때의 예를 들었지만, 부친이 당뇨병이어서 언제 자녀에게 당뇨병의 증상이 나타날 것인가를 걱정하고 있는 사람도 있습니다. 다음 예는, 부친이 당뇨병으로 사망한 경우의 질문입니다.

"작년에 저의 남편은 두 아이를 남겨둔 채 당뇨병으로 세상을 떠나고 말았습니다. 30대 후반이었습니다. 통증으로 매년 1주일쯤 쉬는 일이 있을 뿐 아주 건강했었습니다. 3년쯤 전부터 이상하게 술을 즐겨 들게 되었습니다. 단 것을 좋아하고 고기도 좋아했습니다.

그런데 당뇨병 증세가 나타나 입원하고는 이틀만에 장폐쇄를 일으켜 수술을 받았습니다. 그리고 2개월쯤 지나자 생각보다 건강이 좋아져서 안심하고 있었읍니다. 그러다가 갑자기 혈압이 올라가 혈압을 잰 후 호흡이 멎고 의식 불명 상태에 빠져 있다가 2개월 후에 세상을 떠났읍니다.

국민학교에 다니는 아기에게 혹시 당뇨병의 증상이 나타나지나 않을까 하고 걱정스럽습니다. 검사를 받았더니 당이 90~100이었읍니다. 식사요법으로 치료가 가능할까요? 또 어떻게 신경을 쓰고 증상을 파악하면 될까요?"

부친이 당뇨병으로 사망했다면 자녀에 대한 영향을 걱정하는 것은 당연한 일입니다.

단것을 좋아하고 육식을 좋아했다는 것은 당뇨병의 특징 그대로입니다. 당뇨병이 있는 사람은 당뇨병이 있다는 말을 듣기전부터 웬일인지 단것과 고기를 먹고 싶어하는 사람이 많습니다. 그렇게 먹고 싶은 시기를 참는 일 없이 지내서 살은 찌고 당뇨병이라는 진단이 내려지는 것입니다. 이상할 정도로 술이 마시고 싶다는 것은 당뇨병의 특징은 아니지만 역시 많은 칼로리를 섭취하고 싶었는지도 모릅니다.

그런데 그 사람의 국민학교에 다니는 자녀의 혈당이 현재 90~100 사이라는 것은 채혈의 시각은 알 수 없지만 정상치라고 할 수 있읍니다. 부친이 당뇨병으로 사망했다고 해서 반드시 그 자녀도 당뇨병이 생긴다고는 할 수 없읍니다. 그 점은 앞에서 든 모친이 당뇨병일 경우와 같습니다.

단, 자녀가 현재 국민학생인 것 같은데 국민학교의 고학년, 또는 중학생으로 점점 성장함에 따라서 1년에 1회나 2회 검사를 받아 볼 필요가 있읍니다. 횟수는 검사 결과로 의사가 정해 줄 것입니다. 아무튼 정기적으로 검사를 받는 것이 바람직합니다.

그러면 만일 자녀에게 당뇨병이 있다고 하더라도 빨리 발견될 것입니다. 빨리 발견되면 그만큼 빨리 치료를 시작할 수 있고 그것이 당뇨병에는 무엇보다도 중요합니다. 오래 방치해 두는 것이 가장 나쁩니다.

국민학생이라면 정기적인 건강진단을 학교에서 실시하고 있을 것입니다. 그러나 오줌검사를 하더라도 당뇨까지 알아보는 검사는 행하고 있지 않을지도 모르므로 주의할 필요가 있읍니다. 모친은 그런 점에 주의만 하고 있으면 당장에 자녀에게 당뇨병이 있는 것으로 다룰 필요는 없읍니다.

부모에게 당뇨병이 있다고 해서 자녀까지 당뇨병 환자 취급을 하는 사람이 있는 것 같습니다. 부친처럼 되지 않도록, 너는 몇 칼로리만 섭취하고 그 이상은 안돼, 하고 자녀의 식사 칼로리까지 정해 버리는 일은 없어야 합니다.

어린이는 많은 칼로리를 섭취해야만 제대로 성장합니다. 즉 많은 칼로리를 섭취하지 못하면 건강한 몸을 지닐 수가 없는 것입니다. 그런 어린이에게 칼로리를 제한해서 발육을 저해한다는 것은 크게 잘못된 일 입니다. 당뇨병을 두려워한 나머지 기본을 무시한다면 아무것도 되지 않습니다. 설사 부모에게 당뇨병이 있더라도 형편을 보아 가면서 성장에 필요한 영양을 섭취시키는 것이 중요합니다.

● 혈액순환은 발 끝부터 나빠진다

당뇨병이 무서운 것은 단지 당뇨병으로 그치지 않기 때문이라는 것은 앞에서도 말한바 있읍니다. 소위 당뇨병의 합병증입니다.

여러가지가 있는 합병증 중에서도 특히 혈관의 합병증이 가장 문제가 됩니다. 그 하나로 동맥 경화증이 있읍니다. 동맥 경화라고 하면 곧 뇌출혈이나 심근경맥과 같은 머리나 심장의 병이라고 생각하기 쉽지만 다리에도 옵니다. 다리의 동맥이 변화하는 것입니다. 다리에 일어나는 당뇨병의 합병증으로서의 동맥 경화증은 당뇨병의 증상도 더해져서 복잡한 증상을 나타냅니다.

동맥 경화증을 바탕으로 한 변화가 생기면, 혈관에 여러가지 물질이 채워지게 됩니다. 비교적 혈관이 가느다란 곳에 채워지는데, 그렇게 되면 그 부분의 앞쪽에는 혈액이 흐르지 않게 됩니다. 혈액이 흐르지 않으면, 혈액에 의해서 조직이 길러지고 있는 것이므로, 그 부분의 조직은 검게 죽어 버립니다. 다리는 특히 혈관이 가장 긴 곳이므로, 그 끝 부분은 불순물이 채워지기 쉽습니다. 그러므로 혈액순환이 발 끝부터 나빠지는 것입니다.

이것을 당뇨병성 괴저라고 합니다. 우리나라에는 아직 적지만 외국에서는 많은 사람이 이 병에 걸려 있읍니다. 현재까지도 그 병을 치료하는 좋은 방법이 발견되지 않아서, 그 병으로 다리를 절단하는 일도 적지 않습니다. 현재는 초기의 단계라면 혈관 속을 깨끗이 청소하고, 막힌 부분을 잘라낼 수 있게끔 되어 있지만, 그것도 발가락 끝의 최 말단까지 청소할 수 있는 것은 아닙니다. 발가락을 잘라냈다든가 발목 밑을 잘라냈다든가, 또는 허벅지 부근을 잘라낸 예가 아직도 많이 보고되고 있읍니다.

그 최초의 증상은 먼저 발 끝의 혈액순환이 나빠지는 일부터 비롯되어 다리가 아파집니다. 100미터쯤 걷고는 중도에서 머물지 않을 수 없을 정도로 아픕니다. 쉬면 편해집니다. 그리고 다시 걷는 상태입니다. 이를 간결성파행(間決性跛行)이라고 하며, 차츰 다리가 부자유스럽게 되는 증상입니다. 이것은 당뇨병이 아니더라도 동맥 경화증이 다리에 오면 일어나는 증상입니다.

당뇨병 환자는 다리가 나른하다든가, 아프다는 증상을 호소하는 사람이 흔히 있읍니다. 확실히 혈액순환이 나빠지면 발 끝이 차가와지고 발에 통증을 느끼지만, 그렇다고 해서, 그것이 동맥 경화증의 합병증을 일으켰다고 판단하는 것은 성급합니다.

당뇨병에는 여러가지 신경증상이 있읍니다. 특히 혈관과 마찬가지로 신경도 다리 부분이 가장 길게 뻗어 있읍니다. 그러므로 다리는 여러가지 장해를 받기 쉽습니다. 당뇨병에 의한 신경증의 증상은 다리가 저리거나 잠자고 있는 동안에 다리에 쥐가 나거나 아픈 것이 특징입니다. 당뇨병이 있는 사람의 다리는 만져도 감각이 둔한 경우가 있는가 하면, 밤에 잠옷의 자락만 스쳐도 펄쩍 뛰어 오를 만큼 통증을 느끼는 경우도 있습니다.

같은 통증이라고 하더라도 동맥 경화증에 의한 통증과 신경증에 의한 통증에는 차이가 있습니다. 그러한 구별은 의사의 진찰을 받는 것이 좋을 것입니다. 어쩐지 발 끝이 차가워지고 통증을 느끼게 되면 아무튼 일단은 당뇨병이라고 의심해 볼 필요가 있습니다.

우리들 당뇨병 전문의사는 환자의 전신을 진찰합니다. 물론 다리나 발도 주의깊게 관찰합니다.「발이 시립니까」라거나 여러가지를 물어보고 다리의 핏줄이 어디까지 만져지는가 따위를 조사해 봅니다. 실제로 다리나 발을 보고 어떤 빛깔을 하고 있는가 따위도 체크를 하지만 최초에는 초음파를 대보는 것만으로 어느 곳의 혈관이 막혀 있는가를 알 수 있는 기계도 있습니다. 이런 기계는 앞으로도 점점 발달할 것입니다. 그리고 그것은 반드시 당뇨병의 합병증을 발견하는데도 도움이 될 것입니다.

여기서는 당뇨병에 의한 혈관의 합병증은 동맥 경화증으로 다리에도 온다. 그러면 드디어는 괴저를 일으켜서 다리나 발가락을 절단하게 되기도 한다는 것을 알아 두었으면 합니다.

● 눈으로 알 수 있는 당뇨병도 있다

당뇨병의 증상은 다리나 발에 나타날뿐만 아니라 눈에도 나타납니다. 몸의 뜻밖의 부분에서 당뇨병이 나타나는 경우가 많은데, 눈도 그 중의 하나입니다.

아무래도 최근에 눈이 나빠졌다. 신문을 읽어도 글자가 뿌옇게 보인다. 그럴때 자신이 당뇨병일지도 모른다고 의심해 보는 사람은 거의 없을 것입니다. 대부분의 사람은 노안(老眼)이나 난시가 심해졌다는 정도로 밖에 생각하지 않을 것입니다. 그러나 시력이 떨어지므로 안과의 진찰을 받았더니, 당뇨병일지도 모른다는 말을 듣게 된 경우가 있읍니다.

당뇨병의 안저(眼底) 혈관에 당뇨병성 강막증이 생기면 시력이 나빠집니다. 이러한 병세도 처음에는 아주 작은 붉은 점밖에 보이지 않습니다. 그러나 아는 사람이 보면, 그것은 모세 혈관증이라고 해서 당뇨병성 강막증일 의심이 있는 증상인 것입니다.

작은 붉은 점은 더 진전되면 흰 반점이 나타나거나 출혈하게 되는 수도 있읍니다. 시력도 점점 떨어집니다. 그러기 전에 팔의 정맥에 형광 색소를 주사해서 그것이 안저 혈관에 나타나는 것을 사진으로 찍어보면, 여러가지 안저의 변화를 알 수가 있읍니다. 당뇨병 특유의 증상이 발견되기도 합니다.

눈에 출혈이 있다고 하더라도 스스로 알 수 있다고는 할 수 없읍니다. 갑자기 눈이 보이지 않게 되는 곳에 출혈하면 금방 알 수가 있지만 눈이란 것은 의외로 그 범위가 크고 넓습니다. 눈 옆에 출혈이 있더라도 느끼지 못합니다. 모르는 채로 그냥 방치해 두면, 깊이 그리고 조용히 안저에서 증상이 진행되어 갑니다.

안저의 변화는 당뇨병이 발생하고 금방은 나타나지 않고 몇 년이 지난뒤에 일어나는 경우가 많습니다. 5년이상, 6년에서 10년, 또는 사람에 따라서는 20년이 지나야 여러가지 증상이 나타납니다.

당뇨병 전문의사들은 눈을 매우 중요시하고 있읍니다. 당뇨병이 있다는 판정이 나면 반드시 안과 의사에게 눈의 진찰을 받아 보아야 합니다. 설령 아무런 이상이 없더라도 1년에 한 번은 안저검사를 받습니다. 그리고 어떤 이상이 있으면 3개월 후에 오라든가 반 년후에 오라고 해서 세심하게 진찰해 갈 것입니다.

그러나 눈을 좋게 하려면 무엇보다도 온몸을 잘 보살펴서 좋게 해야 합니다. 안과적인 치료만으로는 눈은 잘 고쳐지지 않습니다. 눈만이 아니라 온몸을 좋게 해서 당뇨병 그 전체를 좋은 상태로 만들지 않고는 당뇨병으로 인해서 생긴 눈의 병은 좋아지지 않습니다.

눈의 치료도 최근에는 치료법이 많이 발달해 있습니다. 필요한 곳을 레이저 광선을 이용해 증상이 그 이상 진행되지 않도록 하는 것입니다. 물론 우리들 당뇨병의 전문의사도 레이저 광선으로 지져야 할 사태에 이르기 전에, 정기적으로 당뇨병 환자의 생활 컨트롤을 잘 지도해 갈 것입니다. 컨트롤만 잘 하고 있으면 진행을 억제할 수가 있습니다.

그러나 컨트롤을 잘못해서 증상이 진행되면 마침내 실명해 버리는 수도 있습니다. 그래서「10년 후에 당신이 실명할지도 모른다는 것을 생각하고 생활을 컨트롤 하십시오」하고 우리들 의사는 권하는 것입니다.

아무튼 눈에 당뇨병성 강막증이 발견되었다면 그 사람의 당뇨병은 상당히 진행된 단계라고 생각해야 할 것입니다. 더구나 시력장해는 당뇨병성 백내장으로도 생깁니다. 박내장은 적당할 때 수술이 가능합니다.

● 자동차 검사처럼 자신의 몸을 점검하는 것이 당뇨병을 발견하는 길

당뇨병이라는 것은 보통의 경우는 아프지도 가렵지도 않습니다 그래서 자칫하면 방치해 두기 쉽습니다. 그런데, 당뇨병은 다리나 눈이나 신장에도 옵니다. 신장에 왔을 경우에는 목숨을 잃는 수도 있읍니다. 몸안 어디에나 오지만 증상을 자각하게 된 단계에는 이미 늦는 매우 까다로운 성질의 병인 것입니다. 하지만 또, 일찍 발견해도 충분히 그 증상을 억제할 수 있다는 특징도 지니고 있읍니다.

이러한 당뇨병에 대항하려면 어딘가가 아픈 자각증상이 나타나야 비로소 병원에 가게 됩니다. 그것도 처음에는 잠자코 혼자서 참고 있다가, 참을 수 없게 되어야만 의사를 찾아가게 됩니다. 이것이 이제까지의 의사와의 첫 접촉인 것입니다.

이런 접촉 방법은 옛날 방식이라고 말해 주고 싶습니다. 예를들면 자신이 소중히 여기는 차를 생각해 주십시오. 정기적인 자동차 검사를 받지 않고, 아무튼 자동차가 고장날 때까지 타고 다닙니다. 그리고 덜커덩 소리가 나면 비로소 정비소나 수리공장으로 끌고 갑니다. 이런 식으로 타는 자동차와, 매번 정기적으로 자동차 검사를 받고 있는 자동차와는 수명이 달라지는 것은 당연합니다.

인간의 몸도 마찬가지입니다. 매주 휴일에는 자동차를 삐까번쩍하게 닦는 사람도 자신의 몸에 대해서는 정기적인 점검을 게을리하고 있는 사람이 많습니다. 운전하는 본인의 건강관리는 현대의 마이카 사회에 자동차 검사 제도가 도입되기 이전의 상태인 것입니다.

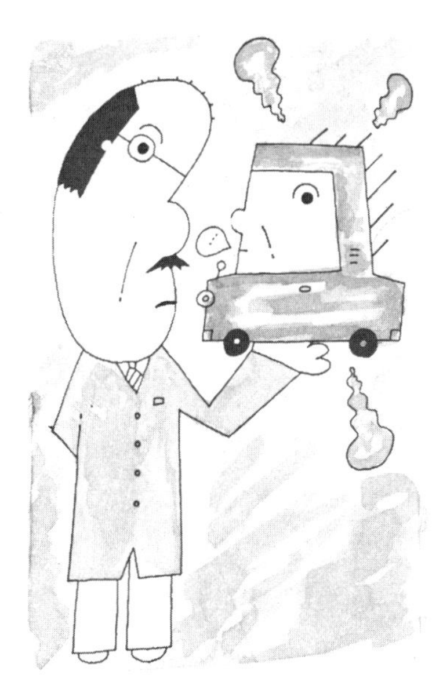

자동차 정기점검시에 자신의 몸도 정기진찰을 받는다.

이 책의 처음 부분에서「당뇨병이란 당신 자신입니다」라고 말했읍니다. 당뇨병은 하나의 체질인 셈인데, 오늘날의 사회에서는 나는 당뇨병 체질이 아니라고 잘라 말할 수 있는 사람은, 거의 없다고 해도 좋을 것입니다.

이런 상황 속에서 당뇨병을 억제하기 위해서는 먼저 스스로 의사를 찾아가지 않으면 안됩니다. 자동차의 정기 검사처럼「나의 건강을 체크해 주십시오」하고 의사를 찾아가는 것입니다.

나른하다든가 아프다는 자각증상은 없지만, 의사한테 정기적으로 진찰을 받는 것이 바람직합니다. 어딘가가 나쁘니까 의사의 진찰을 받는다는 사고방식 자체를 고쳐야 합니다. 의사나 병원을 보다 잘 이용해야 합니다. 그래서 당뇨병을 일찍 발견하는 것이 무엇보다도 중요합니다.

현재 자동차의 경우는 법정점검이 1년에 한 번, 자동차 검사가 2년에 한 번입니다. 자동차 검사를 게을리하면 사고차가 될 염려가 크다고 해서 벌칙이 정해져 있습니다. 여러분의 몸에도 당뇨병을 방지하기 위해서라도 꼭 자동차 검사처럼 건강진단을 받도록 하십시오.

●「당뇨병에 주의하시오」라는 말을 들으면 기뻐하라

또 한 가지 건강진단에 관하여 꼭 부언해 둘 일이 있습니다. 그것은 건강진단 결과의 주의점을 한쪽 귀로 흘려 버려서는 안된다는 것입니다.

웬만한 직장에서는 대개 회사에서 정기적으로 건강진단이 실시되고 있읍니다. 그러므로「비만하므로 당뇨병 요주의」라는 말을 듣는 경우가 많을 테지만, 주의하라는 말을 들었는데도 부인에게는 말도 하지 않고, 그냥 넘겨 버리는 사람이 적지 않게 있읍니다. 당뇨병 체질이라고 판정되면, 식생활에 주의해야 하는데도 부인에게는 그것을 알리지 않는다. 그런 태도가 당뇨병에 대한 대응책이 뒷전으로 돌려지는 결과가 되어 버리는 것입니다.

주의하라는 것은「당신은 당뇨병 체질이므로 당뇨병이 될 가능성이 많습니다」라는 것입니다. 하지만 본인은 별일이 없을 것이라고 생각하고 있을 것입니다. 이렇다 할 자각증상도 없고 별로 무질서한 생활을 하고 있는 것도 아닌데, 어딘가에 이상이 생기면 그때 병원에 가면 된다고 생각하고 있는 것입니다.

확실히 요주의라는 말을 들은 사람이라도 이에 10년 이상 진찰을 받고 있는데도 전혀 달라진 곳이 없는 사람도 있읍니다. 그러나 더 악화되지는 않더라도 아직도 요주의 상태라는 것도 변하지 않은 셈입니다.

한 마디로 요주의라는 말을 받은 사람이라도 점점 당뇨병이 심해져 가는 사람과 어느 틈엔가 정상적으로 되어가는 사람등 각양각색인데 그 구별은 의사라도 좀처럼 알아내기가 어렵습니다. 한 번 진단받은 것뿐으로는 당신은 괜찮다고 말할 수가 없읍니다.

그러므로 주의하라는 말을 들으면 거기에 필요한 검사를 받고, 그 검사의 설명을 듣는 일만은 꼭 했으면 합니다. 그것이 2년에 한 번이건, 3년에 한 번이건 상관없읍니다. 그 일수는 의사에게 전해 받으면 되는 것입니다. 그다지 자주 검사를 받는 것은 아닙니다. 2년에 1번으로 충분한 사람도 많이 있으리라고 생각됩니다. 아무튼 정기적으로 전문이의 체크를 받는 것이 가장 중요합니다.

주의할 필요가 있다는 판정을 받았지만, 자기 자신은 현재 컨디션이 좋다고 생각되면 그것으로 족합니다. 컨디션이 좋은 상태라는 것은 현재의 생활방식이 좋기 때문이라고 할 수 있읍니다. 그러니까 검사를 받지 않아도 된다는 생각은 이미 낡은 생각입니다. 그 좋은 생활상태를 유지하기 위하여 여러가지를 체크받습니다. 그러기 위해서 검사를 받으러 간다는 사고방식을 가져 주십시오.

그렇게 하면 여러가지 데이타가 나옵니다. 아무것도 나타나지 않는 사람은 없읍니다. 특히 나이를 먹으면 여러가지 이상이 나타나서「나쁘다고는 하지만 이곳 뿐이군요」라든가「이런점에 주의를 합시다」라는 이야기는 반드시 나옵니다. 그것이 매우 중요한 일입니다. 검사를 받음으로써 지금까지 몰랐던 데이타를 알게 되고, 더욱 좋은 생활을 보내는 포인트를 잡을 수가 있는 것입니다.

그런 뜻에서 건강진단으로 주의할 필요가 있다는 말을 듣는다는 것은 매우 좋은 일인 것입니다.

● 자신의 진짜 이상적인 체중은 17~18세경의 체중

내가 당뇨병 이야기를 하면 반드시 나오는 질문이 체중과의 관계입니다.「최근에 갑자기 살이 찌기 시작했는데 당뇨병을 걱정하지 않아도 될까요?」「40세가 넘은 사람에게 당뇨병이 많은 것은 자연스런 현상인가?」 답은 어느 것이나 예스입니다. 체중의 변화는 당뇨병을 발견해내는 하나의 가장 손쉬운 바로미터라고 할 수 있습니다.

예를들면 1년이나 2년에 한 번, 의사한테 정기적으로 당뇨병의 체크를 받는다고 합시다. 그 사이에 스스로 체크하는 방법이 체중인 셈입니다. 여러분이 체중에 가장 걱정하는 것은 소위 표준체중과의 관계일 것입니다. 표준 체중이란 아시다시피「신장－100×0.9」로 계산되는 체중입니다.「나는 표준체중을 초과하고 있다」「나는 표준체중보다 2킬로나 부족하다」는 식으로 좋아하고 걱정하는 사람이 많은데, 특히 여성들은 표준체중을 절대적이라고 생각하고 있는 사람이 많은 듯 합니다.

하지만 내 생각으로는 앞에서 든 계산방법으로 나온 표준체중이라는 것은 반드시「이상적」이라고는 할 수 없는 듯 합니다. 소위 표준체중이라는 것은 보건 사회부에서 만든「평균체중」인 것입니다. 대체로 이 표준체중이라는 말은 매우 헷갈리기 쉽습니다. 어쩐지 표준을 초과하거나 부족하거나 하면, 자신이 표준 이하라고 생각해 버립니다. 그래서 어느 틈엔가 표준체중이 이상적인 체중처럼 되어 버리고 만 것입니다. 그리고 대부분의 사람이 표준체중이 되어야 한다는 생각을 지니고 있습니다.

하지만 사실은 그렇지가 않은 것입니다. 우리 국민의 80퍼센트 정도의 체중을 평균하면 그렇게 된다는 것이며, 그것이 반드시 건강한 체중은 아닙니다. 표준체중이 그대로 모든 사람에게 도움을 주고 이상적인 것은 아닙니다. 마른 형으로 건강한 사람이 있는가 하면 조금 뚱뚱한 형으로 건강한 사람도 있습니다.

그러면 진짜 자신의 이상적인 체중, 즉 자신의 건강을 생각할 때 가장 바람직한 체중이 어떤 것인가 하면, 사실은 그것을 찾아내는 계산방법은 없읍니다. 그런것이 없으므로 획일적인 방법으로 낸 수치로 대표되고 있지만, 실은 개개인의 이상적인 체중의 참고 데이타는, 이미 그 사람 자신이 가지고 있는 것입니다.

그것은 여성은 17세, 남성은 여성보다 1~2년 늦은 시점, 즉 자신이 자라는 것이 멈춘 때의 체중입니다. 그때의 환경에 특별한 사정만 없다면, 그 시점에서의 체중이 그 사람의 이상적인 체중에 가깝다는 설이 있읍니다.

단, 그때 그 사람이 놓여져 있던 환경이 정상적일 때 이어야 합니다.

전쟁중이어서 밥도 제대로 먹지 못했다든가, 결핵으로 누워 있었다는 조건 아래서는 달라집니다. 보통 생활에서 약 17~18세때의 체중을 알고 있다면, 그것은 많은 참고가 됩니다.

나는 당뇨병 관계로 검사를 받으러 오는 사람에게는 표준체중이나 현재의 체중도 측정하지만, 젊은 시절의 체중도 물어봅니다. 예를들면 현재 40세로 키가 164센티이며 체중이 56킬로인 사람이 있다고 합시다. 소위 마른 타이프의 사람입니다. 이 사람은 당뇨병 증상이 나타나서 식이요법을 한 결과 3킬로가 줄어서 53킬로가 되었읍니다. 본인은 겨우 관록이 붙기 시작했는데 또다시 야위어 버렸다고 실망하고 있었읍니다. 그런데, 그 사람의 학생시절의 체중을 물어보았더니 52.3킬로였읍니다.

이런 경우는 53킬로라는 체중은 비관할 만한 체중이 아니고, 기뻐해야 할 체중이라고 생각해야 합니다. 본인은 너무 말랐다고 생각하지만, 그것이 그 사람의 이상적인 체중인 것입니다. 그러므로 식이요법을 실시한 결과, 현재는 가장 알맞은 체중을 갖게 되었다고 할 수 있읍니다.

● 한 가정에 한 대, 욕실의 체중계가 당뇨병을 조기 발견하는 길

이러한 이상적인 체중을 알면, 다음에는 실제로 체중계로 측정해 봅니다. 체중계를 한 가정에 한 대씩 비치해 두면, 누구나 쓸 수 있는 당뇨병 대책을 위한 훌륭한 도구가 됩니다. 특히 부친이나 모친에게 당뇨병이 있는 가정에는 반드시 체중계를 비치할 것을 권합니다.

당뇨병이 있을 경우, 혈당이나 오줌 속에 당이 나오는가 하는 것도 보통사람이 스스로 판단할 수는 없읍니다. 그러나 당뇨병의 초기나 가벼운 당뇨병은 대개 살이 찜과 동시에 혈당이 올라갑니다. 체중계의 바늘이 올라감과 동시에 혈당치도 함께 올라간다고 생각해도 좋을 것입니다. 따라서 자기 체중의 변화를 잘 관찰해 가면 당뇨병에 대한 위험신호도 일찍 발견할 수 있읍니다.

체중을 잰다고는 하지만, 매일매일 빠짐없이 재어 보라는 것은 아닙니다. 며칠에 한 번씩이라도 상관없으니까 재어 본 수치를 욕실이나 욕실 밖에 종이를 붙여두고 거기에 기입해 가는 것이 좋습니다. 요는 무턱대고 재어 보지 않는 것이 중요합니다. 수치를 써가는 사이에 선그래프처럼 한눈에 체중의 변화를 알아볼 수 있는 표로 만드는 것도 좋을 것입니다. 중요한 것은 숫자를 스스로 기입함으로써, 항상 체중에 신경을 쓰는 습관을 기르는 것입니다.

그리고 체중이 불어났을 때에는 왜 불어났는가를 생각해 보아야 합니다. 음식을 너무 많이 먹지 않았나, 운동부족이었는가, 아마도 그 양쪽 모두의 원인일 가능성이 많습니다. 이와 같이 자신의 생활을 돌이켜보는 일이 중요합니다.

단, 체중은 2킬로 정도까지는 쉽게 변한다는 것을 알아 둘 필요가 있읍니다. 그 원인은 물 때문이며, 수분이 들어오고 나가고 함으로써 2킬로 정도는 늘 변합니다.

우리들 의사가 마른다고 말할 때에는 지방이 감소한다는 것을 뜻합니다. 살이 찐다는 것은 반대로 지방이 증가한다는 것을 가리킵니다. 그런 뜻에서 살이 쪘다 말랐다하는 판단은 하루나 이틀로는 안됩니다. 역시 일정한 기간이 필요합니다. 그러므로 1주일 정도에 1킬로나 2킬로가 줄었다고「조금 말랐구나」하고 생각하는 것은 시기상조입니다. 언젠가는 다시 2킬로나 5킬로가 늘어난다는 것을 계산에 넣어 두지 않으면 안됩니다.

그러기 위해서는 자신의 체중의 그램수만이 아니라, 증감을 퍼센트로 계산해보는 것도 좋을 것입니다. 체중이 100킬로나 되는 사람이 2~3킬로에서 5킬로쯤 말라도 그것은 말랐다고 할 수 없읍니다.

그러나 비교적 체중이 가벼운 사람이 5킬로 마르면 상당한 퍼센테

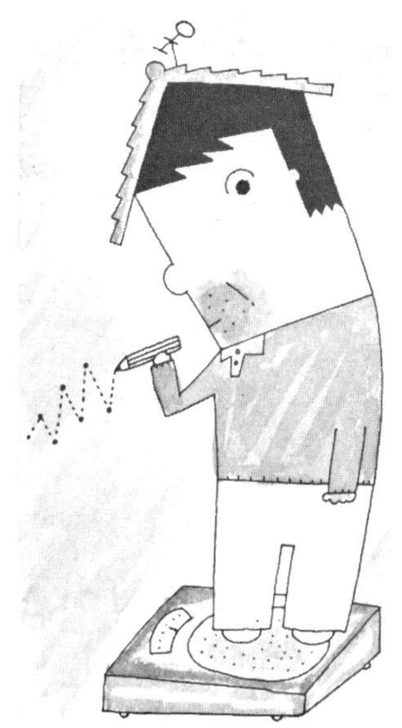

한가정에 한대의 체중계를 설치한다! 이것이 당뇨병의 위험신호를 보낸다.

이지가 됩니다. 퍼센테이지로 보면 이점을 분명히 알 수 있습니다.

그러나 그 숫자가 절대치는 아닙니다. 가장 중요한 것은 그 사람이 어느 쪽을 향해 가고 있는가 하는 것입니다. 인간의 일이므로 굴곡은 있습니다. 굴곡이 있으면서 어느 방향으로 가고 있는가 하는 판단이 중요합니다. 그리고 그 판단은 체중을 달아보는 습관으로부터 생길 것입니다.

한 가정에 한 대의 체중계. 욕실의 체중계가 당뇨병을 조기에 발견하는 지름길인 것입니다.

● 당뇨병 조기발견을 위한 포인트 〈이 장의 정리〉

마지막으로, 당뇨병을 일찍 발견하기 위한 포인트를 세 가지 정리해 두겠습니다.

첫째 포인트는 초기의 당뇨병에는 자각증상이 없다는 점입니다.

당뇨병이 생겼다고 해서 금방 몸의 어딘가가 아파지거나 하는 것은 아닙니다. 당뇨병은 아무런 경고도 해주지 않는 무해한 증상입니다. 온 몸이 나른하다, 무기력하다, 목이 마른 증상은 있지만, 그런 증상이 자각 되었을 때에는 이미 당뇨병이 상당히 진행된 단계입니다.

그래서 당뇨병은 뜻밖의 계기로 발견되는 일이 많습니다.

예를들면, ① 정신적인 스트레스로 몸의 컨디션에 이상이 생겼을 때, ② 교통사고 같은 뜻밖의 부상으로 외과 처치를 받았을 때, ③ 임신했을 때, ④ 다른 병으로 수술을 했을 때 등입니다.

그것은 또, 당뇨병이라고 하면 과식, 운동부족, 비만 이외에는 주목의 눈이 닿지 않는 경향이 있습니다. 그러나 당뇨병은 여러가지 원인으로 일어나며, 또 여러가지 계기로 발견됩니다.

그것은 또 당뇨병의 합병증에 관해서도 말할 수 있습니다. 발 끝의 혈액순환은 동맥 경화증의 바로미터가 되기도 합니다. 눈의 검사로 발견되는 당뇨병도 있습니다. 당뇨병성 강막증이 바로 그것입니다. 처음에 작은 붉은 반점이 눈에 생긴 것뿐으로 보이지만, 실은 안저의 혈관이 막혀 있는 것입니다. 그러므로 당뇨병은 안과병원에서 발견되는 경우도 많습니다.

자각증상이 없으니까 당뇨병이 아니라는 사고방식으로는 당뇨병을 발견할 수가 없습니다.

둘째 포인트는 부모에게 당뇨병이 있다고 해서 그 자녀에게도 금방 그 증상이 나타나는 것은 아니라는 것입니다.

확실히 당뇨병은 현재 유전병의 하나로 다루어지고 있습니다. 하지만 모친이 당뇨병이면 금방 그 자녀에게 영향이 나타나는 것은 아닙니다. 당뇨병이 있는 모친에게서 태어난 여성은 장래에 결혼해도 임신하기가 어렵다는 설은 근거가 없습니다. 치료법이 발달하지 않았던 옛날에는 아기를 잘 낳지 못한다든가 유산하기 쉬운 일이 있었지만, 최근에는 그런 점은 크게 개선되었습니다.

양친으로부터 그 자녀에게 당뇨병 체질이 유전되는 율은 자녀의 성별에 의한 남녀차는 없읍니다. 다만 부친보다도 모친이 당뇨병일 경우 쪽이 자녀에게 유전하는 율이 높은 듯 합니다.

설사 부친이 당뇨병으로 사망한 경우에도 국민학생인 자녀에게 금방 당뇨병이 발견된다고는 할 수 없읍니다. 오히려 발견되지 않는 경우가 더 많습니다. 따라서 무턱대고 자녀를 당뇨병 환자로 취급하여 칼로리를 제한하는 것은 큰 잘못입니다.

양친 가운데 어느 한 쪽에 당뇨병이 있는 경우에도 자녀가 성장함에 따라서 검사를 받는 체제를 갖추어두면, 만약에 증상이 나타나더라도 조기 발견이 가능합니다.

셋째 포인트는 의사와 체중계를 잘 이용하는 일입니다.

자각증상이 없는 당뇨병에 선수를 치려면 종래의 의사와의 접촉 방법으로는 그것이 불가능합니다. 어딘가가 아파야 비로소 병원을 찾아가는 방식이 필요합니다. 몸의 컨디션이 나빠서 가는 것이 아니라, 좋아도 찾아가서 진찰을 받아보고 의논해 보는 습관을 길러야 합니다. 자동차의 정기 점검을 받는 요령으로 의사와는 정기적으로 접촉하여 검사를 받는 것이 바람직한 이용법입니다.

검사를 받은 결과, 당뇨병에 조심하라는 주의를 받으면, 슬퍼할 것이 아니라 기뻐해야 할 일입니다. 자신이 당뇨병 체질이라고 자각하는 것이 먼저 당뇨병을 늦게 발견하지 않는 첫걸음이기 때문입니다.

또 한 가지는 정기검진을 받는 사이 사이에 자신의 체중의 변화를 잘 파악해 둘 필요가 있읍니다. 그러기 위해서는 욕실에 체중계를 준비해 두고 일정한 기간마다 자신의 체중을 기록해 가는 것이 유효한 방법입니다. 그때, 체중이 늘면 비관하고 줄면 기뻐하지만, 정말 중요한 것은 체중의 숫자만이 아니라, 증감의 파동이 어느 방향으로 향하는가입니다. 숫자에 구애받지 않는 측정법은 퍼센트로 체중의 변화를 취하는 것도 한 가지 방법이다.

또한 소위 표준 체중만으로 자신의 체중을 판단할 필요는 없읍니다. 진짜 자신의 이상적인 체중은 여성은 17세, 남성은 18~19세, 즉 자신의 성장이 정지된 시점에서 잰 체중도 참고로 합니다.

당뇨병 초기, 가벼운 당뇨병은 대개 뚱뚱해짐과 동시에 혈당도 올라갑니다. 그러므로 체중계 바늘의 상승은, 그대로 혈당치의 상승을 나타내고 있는 것이라고 판단해도 좋을 것입니다. 한 가정에 한 대의 체중계가 당뇨병에 대한 위험신호를 알려 주는 것입니다.

Ⅳ

양생훈은 「적게 먹고 걷는 생활」

●「백만인의 병」이라는 것의 내용

당뇨병은「백만인의 병」이라고 흔히들 일컬어집니다. 그러나 내가 추측하건대, 당뇨병이 있는 사람의 수는 100만명은 되지 않더라도 그만한 수에 가까운 환자가 있다고 여겨집니다.

연령별로 보면 40대, 50대, 60대, 이 세 연대의 사람으로 모든 당뇨병 인구의 약 80퍼센트를 차지하고 있읍니다. 다시 말해서 50대가 가장 많다고 할 수 있을 것입니다. 내가 통계를 내어 보았을 때에도 전 연령 가운데 40대에서 60대가 특히 두드러지고 역시 최고는 50대였읍니다.

그러므로 40대 이상의 연령층은 당뇨병이 있는 사람의 수는 아마도 4퍼센트 이상이 되지 않을까 생각됩니다. 전국에 당뇨병 환자가 얼마나 되는지는 정확한 통계가 나온 것은 없읍니다. 그러나 대개 전 국민의

2퍼센트쯤이 되리라고 추측하고 있읍니다. 세계적인 여러가지 통계를 보더라도 전 국민의 2퍼센트 정도라는 통계가 비교적 많습니다.

「백만인의 병」이라고 하는 것은, 여전히 성인병의 검진을 해보면 10명 가운데 한 사람이「당뇨병의 위험이 있읍니다」라든가「혈당치가 높군요」라고 진단되기 때문입니다. 그러나 이런 말을 들은 사람이 모두 당뇨병이라는 것은 아닙니다. 오줌에 당이 나오니까 조심하라는 수준입니다. 그리고 정밀검사를 받고 당뇨병이 있다는 진단이 내려지는 것은, 아마도 4퍼센트쯤 될 것입니다. 하지만 4퍼센트라는 수는 결코 적은 수는 아닙니다.

또한 남성과 여성 중 어느 쪽에 당뇨병이 많은가 하는 문제인데, 남녀차는 거의 없다고 생각해도 좋을 것 같습니다. 우리나라의 통계에서는 남성 쪽이 많다는 숫자가 나타나 있읍니다. 그러나 외국에서는 반대로 여성이 많은 통계도 있읍니다. 이것은 조사대상으로 어떤 계층을 택하느냐에 따라서도 크게 차이가 나는 것으로, 의학적인 견지에서는 남녀의 차는 없다고 생각해도 좋을 것 같습니다.

어느 지역에 사는 사람들에게 당뇨병이 많은가 하는 것도 확실한 것은 알려져 있지 않습니다. 보건 사회부에서 4~5년 전에 사망진단서로 통계를 내어본 일이 있는데 지역에 따라 조금씩 차이가 있는 것으로 나타났을 뿐입니다.

그 통계에 의하면 도시에 사는 사람들은 당뇨병이 생기기 쉽고 시골에 사는 사람들은 당뇨병이 적게 나타나지만 사실은 꼭 그렇다고는 할 수 없고 다만 운동량의 차이에서 오는 결과인 것 같습니다. 사망진단서로는 그런 것은 증명이 되지 않는 것입니다.

사망 진단서로는 가령 뇌일혈로 죽으면「뇌일혈」이라는 병명밖에 나오지 않습니다. 실제로 당뇨병의 합병증으로 뇌일혈을 일으켜서 세상을 떠난 사람은 많습니다. 그러나 그런 것은 의사에 따라서 기입하는 방법이 달라집니다. 그러므로 사망 진단서만으로 통계를 보더라도, 현실적으로 당뇨병이 있는 사람이 얼마나 있는지는 알 수가 없읍니다.

● 이미 당뇨병은 도시형 타이프의 「사치스런 병」이 아니다

전에는 당뇨병이라고 하면 도시형 타이프의 사람에게 생기는 증상이라고 생각되어 왔읍니다. 맛있는 음식을 많이 먹고, 몸을 별로 움직이지 않는 도시인에게 생기는 사치병처럼 생각되었던 시기도 있읍니다.

그러나 이제 당뇨병은 도시형의 증상이라고는 할 수 없게 되었읍니다. 반대로 현재는 농촌에 당뇨병이 많은 곳도 있읍니다. 도시의 샐러리맨보다도 농촌 사람들이 더 유복하게 되었기 때문입니다. 한 가정에 자동차를 2대나 가지고 있고, 식량도 넉넉해서 많이 먹습니다. 그리고 농가 사람들은 요즈음에는 노동을 많이 쓰지 않게 되어 있읍니다. 작업이 기계화되어 중노동은 모두 기계가 대신 해줍니다. 이런 환경 속에서 농촌에도 점점 당뇨병이 많아지고 있읍니다.

여러나라의 당뇨병 사망률

국명(조사년도)	당뇨병사망률	국명(조사년도)	당뇨병사망률
독 일(1972)	32.6	네 덜 란 드(1972)	11.7
스 위 스(1972)	25.2	포 루 투 칼(1973)	10.6
이 탈 리 아(1972)	21.3	칠 레(1971)	10.5
미 국(1973)	18.2	왜 일 즈(1973)	10.4
뉴 질 랜 드(1972)	15.8	스 리 랑 카(1968)	10.3
프 랑 스(1970)	15.7	폴 랜 드(1973)	8.9
오 스 트 리 아(1973)	15.7	일 본(1975)	8.1
체코슬로바키아(1972)	15.6	콜 롬 비 아(1970)	6.6
스 웨 덴(1972)	15.2	헝 가 리(1973)	6.2
캐 나 다(1973)	14.8	노 르 웨 이(1972)	5.6
덴 마 아 크(1972)	14.4	이 집 트(1969)	5.4
멕 시 코(1973)	13.8	필 리 핀(1972)	2.6
오스트레일리아(1973)	13.6		

(「世界保健機構에 의한 집계」에서)

당뇨병만이 아니라 뇌일혈 등도 옛날과 같은 지역차는 볼 수 없어졌읍니다. 전에는 뇌일혈이라고 하면 남부지방에 매우 많았읍니다. 혈압이 높은 사람이 많이 있었기 때문이지만, 어째서 남부지방 사람들의 혈압이 높았을까요? 그 이유는 식습관에 있읍니다. 아무튼 소금기의 섭취량이 다른 지역에 비해서 당연히 많습니다. 짜고 매운 젓갈과 함께 밥을 많이 먹습니다. 그 결과, 고혈압이 되어 뇌일혈로 사망하는 사람이 많았던 것입니다.

그런데 오늘날에는 남부지방 사람들의 뇌일혈도 많이 줄어들고 있읍니다. 먹는 음식이 크게 달라졌기 때문입니다. 염분의 섭취량을 점점 줄여서 뇌일혈에 의한 사망률이 줄고 있는 것입니다. 반대로 콜레스테롤치가 올라가는 병 쪽이 걱정이 되고 있을 정도입니다.

세계 여러 곳에서도 갑자기 자원이 발굴되거나 해서 이제까지는 식량이 부족하여 가난하게 살지 않을 수 없었던 곳에서도 부자들이 많아지고 자가용 자동차를 굴리게 되었읍니다 그렇게 되면 당뇨병 환자는 급증하게 마련입니다.

● 양을 적게 먹는 요령은 잘 씹는 일이다

여러분이 당뇨병이 될 경우, 대개 처음엔 가벼운 증상부터 비롯됩니다. 가볍다고 얕잡아보는 사이에 증상은 점점 진행되어 전신의 합병증을 일으킨다는 것은 이미 언급한 바 있지만, 당뇨병은 가벼울 때 컨트롤해 두는 것이 중요합니다. 가벼운 당뇨병일 경우, 효과적인 치료법은 약보다도 먼저 생활을 개선해야 합니다. 이것은 지금까지도 여러 곳에서 설명해 왔지만 여기서 당뇨병의 양생훈으로 정리해 보겠읍니다.

당뇨병의 양생훈은「적게 먹고 걷는 생활」입니다.

적게 먹는다는 것은 적정한 칼로리를 취한다는 것입니다. 즉 과식하지 않게 먹는다는 것입니다. 하지만 엄밀하게 말해서 매우 어려우므로 배에 8할 쯤 먹는다는 것입니다.

배에 8할 정도 차게 먹는 습관을 지키기 위해서는 요령이 있습니다. 그것은 잘 씹는 일입니다. 대식가라는 사람들의 식사하는 것을 관찰해 보면 아무튼 잘 씹지 않습니다. 모두 삼키듯이 먹고 있습니다. 입 안에서 씹는 시간이 적습니다. 그런 식으로 먹으니까 많이 먹을 수 있는 것입니다.

입 안에서 씹고 있으면 씹는 동안에 침이 나오거나 여러가지 소화액이 나옵니다. 그래서 적게 먹어도 만복감을 얻을 수가 있습니다. 그러므로 많이 먹지 않아도 되는 것입니다. 복싱 선수들도 체중을 줄이기 위해서 식사량을 줄일 때에는 밥 한 알이라도 아까운 듯이 끝까지 씹으라고 트레이너로부터 지도를 받습니다. 이것도 소량의 제한된 식사로 만복감을 얻기 위해서인 것입니다.

잘 씹어먹는 습관을 기르면 많이 먹으면 기분이 나빠져서 적당할 때 수저를 놓게끔 식욕 중추에서 판단을 해주게 됩니다. 그러므로 많이 먹는 일도 없어집니다.

또 한 가지, 음식물에 관하여 주의할 점은 편식을 하지 말아야 하는 점입니다. 좋아한다고 해서 그것만 먹지 말고, 영양의 균형에 신경을 써서 여러가지를 먹어야 합니다.

당뇨병이므로 단것은 안된다는 식으로 흔히 말하지만 특별히 단것이 안되는 것은 아닙니다. 웬일인지 당뇨병이 있는 사람은 단것을 좋아하는 사람이 많아서 단것만 먹는 경향이 있으므로 특히 그것이 강조될 뿐입니다. 균형있는 식사를 취하다 보면 그 가운데 단것도 포함되게 마련입니다.

실제로 장수하는 사람들의 식사 경향을 보면 여러종류의 음식을 많이 먹고 있음을 알 수가 있습니다. 그것이 영양으로 매우 중요해서 언제까지나 몸의 세포를 활성화시키는 비결인 것입니다.

●「식품교환표」를 잘 사용한다

당뇨병이라는 진단이 내리면 먼저 식이요법을 시작하게 되는데,「식품 교환표」를 이용하면 그것이 간단해집니다.

당뇨병의 식이요법은 하루에 섭취하는 총에너지를 의사가 지시하는 에너지에 맞추어서 영양소의 배분도 밸런스 있게 하는 것이 중요합니다. 그러나 매일의 메뉴로 이것을 올바르게 행한다는 것은 쉬운 일이 아닙니다. 당뇨병 학회에서 환자 및 가족이 특별한 영양학적인 지식이 없더라도 그것이 가능하도록 연구하여 발표한 것이「당뇨병 치료를 위한 식품 교환표」입니다.

그 식품 교환표에는 식품을 그 조성에 의하여 6개의 표로 분류되어 있읍니다. 표1 곡류, 감자류, 콩류(흰콩 및 그 제품은 제외), 당질이 많은 야채 및 열매나 씨앗 종류, 표2 과일류, 표3 어개류, 금수나 고래고기류 및 그 가공품, 달걀, 치즈, 흰콩 및 그 제품, 표4 우유류 및 유제품(치즈 제외). 표5 유지류 및 다지성 식품. 표6 야채류(당질이 많은 일부 야채를 제외), 해초류, 버섯류.

식품 교환표에서는 각 식품의 80킬로 칼로리에 해당하는 분량을 그램 수와 기준량으로 나타내고 있으며, 그것을 다시 여러개의 표로 나누어서 표시하고 있습니다. 각 식품의 80킬로 칼로리에 해당하는 분량을 한 단위로 해서 칼로리의 계산을 간단하게 해두었읍니다. 어떤 식품을 몇 단위 섭취한다면, 칼로리로 나타내는 큰 숫자보다 간단하게 다룰 수가 있읍니다. 80킬로 칼로리를 한 단위로 한 것은 대부분의 식품 사용량이 정수배로 표시되어 편리하기 때문입니다. 설사 생선 한 조각 달걀 한개, 사과 한개 등의 1단위칼로리입니다.

같은 표에 속하는 식품은 그 성분이 같다고 생각되므로 같은 단위수라면 당뇨병을 치료하는데 있어서는 같은 가치가 있다고 여겨집니다. 따라서 마음대로 바꾸어서 좋아하는 것을 택할 수도 있읍니다. 교환표

표별 / 에너지	1	2	3	4	5	6	부 록
1200	6	1	4	1.4	1	1	0.6
1300	7	1	4	1.4	1	1	0.6
1400	8	1	4	1.4	1.5	1	0.6
1500	9	1	4	1.4	1.5	1	0.6
1600	9	1	5	1.4	2	1	0.6
1700	10	1	5	1.4	2	1	0.6
1800	11	1.5	5	1.4	2	1	0.6

란 그런 뜻입니다. 단 다른 표의 식품과는 교환할 수가 없읍니다.

식품의 교환표를 식이요법에 실제로 응용할 때, 환자의 지식이나 이해

도에 따른 방법을 쓰는데, 가장 바람직한 방법은 환자의 습관이나 기호를 참고하면서 지시된 총 칼로리를 각표에서 몇 단위씩 섭취하도록 배분하는가를 고려해서 환자에게 지시합니다. 그리고 필요하다면, 이것을 아침 점심 저녁식사로 나누어서 표시하면, 환자는 각 표에 지시된 단위수를 취하면 되는 것입니다. 지시된 단위 수 만큼 그 표의 음식물을 섭취하려면 저울로 정확하게 재면 저절로 맞게끔 되어 있읍니다.

하루의 총 섭취 에너지별로 각 표에 대한 단위 배분의 한 예를 보면 아래 표와 같이 됩니다.

곡류는 저울로 달아 보지만 부식물의 양은 달아보지 않는 사람이 있읍니다. 하지만 표3의 식품만은 원칙적으로 그 양을 재어볼 필요가 있읍니다. 표3은 고기와 어개류인데, 여기에 속하는 식품은 그 종류가 매우 많습니다. 더구나 최근에는 계절감이 없어졌다고는 하지만 역시 계절에 따라서 출하되는 것이 달라지는 것도 있읍니다. 그러므로 표3은 원칙적으로 재어 보는 것이 바람직합니다. 다른 분야는 눈어림으로 가끔 확인해 보면 될 것입니다.

이것이「식품 교환표」를 이용할 때의 요령입니다.

● 가벼운 당뇨병이라면 약보다는 걷는 것이 더 효과적이다

양생훈의 둘째는 걷는 일입니다. 다시 말해서 적당한 운동을 해야 한다는 것입니다. 인슐린의 작용을 높이려면, 일정시간 지속하는 일정한 양의 운동이 아니고는 별로 의미가 없습니다. 그러려면 걷는 것이 가장 바람직합니다. 장소도 도구도 필요하지 않고, 누구나 손쉽게 할 수가 있습니다.

아침이나 저녁에 가볍게 땀이 날 정도로의 속도로 20분에서 30분쯤 걷습니다. 그러나 이것은 며칠 하다가 그만둔다면 아무런 의미가 없습니다. 걷는 것을 즐거워하는 생활패턴을 만드는 것이 무엇보다도 중요합니다.

특히 가벼운 당뇨병이 있는 사람은 약을 복용할 것이 아니라, 식사와 운동에서의 주의사항을 지키라고 권할 수 밖에 없읍니다. 그것을 자칫 하면 소홀히 하기 쉽습니다. 그러나 가벼운 당뇨병이라면 약보다도 식사에 주의하고 몸을 많이 움직이는 편이 더 효과가 있을 때가 많습니다.

누구에게나 어떤 일정한 범위 안에서는 몸을 움직이고 있지만, 그것을 당뇨병에 효과가 있도록 하는 것이 걷기운동입니다. 남성으로서 통근을 하고 있는 사람은 그 통근시간을 이용해서 아침저녁으로 걷습니다. 또한 여성이라면 수팅을 하면서 걷습니다. 그것을 습관화하는 것이 그대로 당뇨병 치료와 연결됩니다.

그리고「적게 먹고 걷는 생활」이라는 2대 양생훈에 부속되는 조건이 두가지 있읍니다. 하나는 체중계에 자주 올라서는 것. 즉 자신의 체중에 항상 관심을 갖는 일입니다. 이것은 앞장에서 자세하게 설명했으므로 여기서는 생략하기로 하겠읍니다. 또 한 가지는 당뇨병이 있다는 진단이 내려지면 반드시 그 후에는 정기적으로 진찰을 받아야 한다는 점입니다.

당뇨병은 식이요법이나 운동을 제대로 하면 좋아집니다. 자각증상을 전혀 느낄 수 없게 됩니다. 그러면 이젠 다 나았다고 착각하기 쉽습니다. 그런데, 조금만 생활이 흐트러지면 또다시 어느틈에 당뇨병의 증상이 나타납니다. 정기적으로 검사를 받지 않으면 그것을 그냥 지나쳐 버리기 쉽습니다.

당뇨병이 있는 경우에는 의사나 병원 이용법에 관하여 발상의 전환이 필요합니다. 의사나 병원은 자신의 몸이 나빠졌을 때 찾아가는 곳이 아니라, 자신이 건강하다는 것을 확인하러 가는 곳이라고 생각하는 것이 오히려 바람직합니다. 당뇨병에 필요한 검사에 이상이 나타나지 않음을 체크해 받고, 현재의 생활을 계속해도 좋다는 것을 확인하는 장소인 곳입니다. 이와 같이 의사나 병원을 이용하는 방법을 당뇨병이 있다고 진단받은 사람은 꼭 염두에 두어야 합니다.

다른 병과 마찬가지로 의사나 병원을 이용하는 방법은 당뇨병 환자에게는 현명한 이용법이라고는 할 수가 없습니다.

● 당뇨병이 있다고 해서, 특별히 다른 사람과의 접촉을 꺼리는 생활을 할 필요는 없다

「당뇨병이 생기면, 다른 사람과의 교제가 나빠진다」는 말을 자주 듣습니다. 확실히 봉급장이일 경우, 퇴근후에 사업상 교제를 한다든가, 파티가 있다든가 여러가지 일이 있게 마련입니다. 그런때 어떻게 했으면 좋으냐는 질문을 받는 경우가 있습니다.

나는 그런 질문에는「당뇨병이 있으니까 아무 일도 못한다고 생각하는 것은 큰 잘못입니다」라고 대답해 주고 있습니다. 물론 그것은 동료와의 교제나 파티의 빈도와도 관계가 있고, 중증인 경우에는 예외입니다. 그러나 여러분이 보다 걸리기 쉬운 가벼운 증상일 경우에는 당뇨병이라고 해서 규칙적인 생활에만 너무 구애받는다는 것은 바람직하지 못합니다.

오히려 나는 남과의 교제도 할 수 없는 듯한 한 곳에 치우친 생활로는 곤란하다고 생각합니다. 그보다도 규칙을 자로 재는 것처럼 정확하게 지킬 것이 아니라, 그 내용을 살리도록 연구하는 것이 중요합니다. 예를들면 ,파티에서 돌아올 때는 반드시 걸어서 돌아오는 것이 바람직합니다.

또한 반대로 말하면, 그런 예외를 잘 소화하기 위해서도 평소부터 건강한 습관을 익혀둘 필요가 있읍니다.

예컨대 파티석상에 저녁식사가 될 경우에는 평소부터 건강한 식사의 섭취법을 취하고 있으면, 그렇게 많이 먹을 수가 없읍니다. 일일이 머리속에서 칼로리를 계산하지 않더라도 어느 정도 먹으면 그 이상은 식욕이 생기지 않아서 수저를 놓게 될 것입니다.

건강한 식사법이라는 것 중에는 그 사람의 연령에 맞는 식사를 한다는 것도 포함되어 있읍니다 연회가 있다고 해서 허겁지겁 많이 먹는 사람은 연령에 맞는 식사법을 잊고 있는 사람입니다. 20세 전인 발육중에 있는 사람이나 20대 전반의 젊은이라면 연회석상에서 마음대로 먹고 마셔도 좋을 것입니다. 그러나 40세가 넘고서도 배불리 먹는 사람은 젊을 때의 식사법의 습관을 그대로 계속하고 있는 것입니다. 이런 사람은 반드시 살이 찌기 마련입니다. 그러므로 그것을 체크하기 위해서라도 체중계에 자주 올라설 필요가 있읍니다.

항상 평소부터 당뇨병의 2대 양생훈과 부수적인 두 가지 조건을 실행하고 있으면, 교제나 연회를 일부러 피하지 않아도 될 것입니다, 자신의 몸을 잘 알고, 자신이 어떻게 하면 건강을 유지할 수 있는 것만 알고 있으면, 당뇨병이라고 해서 그렇게 융통성이 없는 것은 아닙니다.

인간의 몸은 그렇게 시시한 것이 아닙니다. 원칙만 잘 지키고 있으면 잘 조정할 수 있는 것입니다. 그런데 불규칙적인 생활을 계속하니까 컨디션이 이상해지는 것입니다. 하루나 이틀에 이상해지는 것은 아닙니다.

● 당뇨병에는 「교육입원」이라는 것이 있다

당뇨병의 치료를 시작하려면 아무래도 처음에는 입원할 필요가 있다고들 합니다. 「어떤 약을 어떻게 쓰는가는 입원한 후에 정한다」는 말을 의사로부터 들었다는 사람이 있습니다. 이런 것으로 보아서 당뇨병이라고 하면, 곧 입원과 결부시키는 사람도 많으리라고 생각됩니다.

그래서 오해가 없도록 당뇨병과 입원과의 관계를 밝혀 둘까 합니다.

결론부터 말하자면 당뇨병은 입원하지 않는 것이 원칙인 것입니다. 당뇨병이라고 해서, 예전에는 반 년씩이나 입원하던 사람도 흔히 있었읍니다. 그러나 이것은 치료가 아니라, 그 반대의 짓을 하고 있었다고, 지금에 와서는 판단되고 있읍니다.

단, 당뇨병에는 「교육입원」이라는 것이 있읍니다. 또 하나는 합병증을 위해서 입원치료가 필요할 때입니다. 이 두 가지가 입원할 필요가 있을 때인 것입니다.

교육입원이란 문자 그대로 교육을 받기 위한 입원인 것입니다. 입원이라기 보다는 일종의 입학인 것입니다. 병원의 외래환자로 와서 의사로부터 이야기를 듣는 것만으로는 좀처럼 올바른 생활로 들어갈 수가 없읍니다. 오랫동안 몸에 배어 버린 습관은 이전의 환경과 같은 곳에서 생활하고 있으면 개선되지가 않습니다. 그러므로 새롭고 올바른 습관을 익히기 위해서 입원하려는 것입니다.

입원기간도 짧아서 저의 병원에서는 2주일간입니다. 더러는 1주일 동안만 입원시키는 병원도 있읍니다. 교육입원을 하는 목적은 당뇨병을 치료하기에 알맞은 행동을 할 수 있도록 교육시켜서 그것을 몸에 익히도록 하는 것입니다. 처음에는 식사와 운동을 익히는 일부터 시작합니다. 먼저 습관들이게 하는 근거를 만들어 주는 셈입니다. 요컨대 지금까지의 그 사람의 생활이 잘못되어 있었으므로 그것을 어떻게 고치면 좋은가를 스스로 하나씩 확인해 갑니다.

예를들면 어떤 방법으로 식사를 하면 좋은가에 대한 구체적인 설명을 듣습니다.「식품 교환표」의 사용법 등도 익혀 둡니다. 그리고 실제로 식단을 스스로 짜보기도 합니다.

운동에 관해서도 몸으로 익히는 훈련을 받습니다. 간호원이 병원 밖을 함께 거닐면서 이런 속도로 걸으십시오 하고 가르쳐 줍니다.

걷는 시간은 사람에 따라서 달라집니다. 대개 하루에 30분씩, 아침 저녁으로 하는 경우가 많습니다. 비만한 사람은 30분으로는 좀처럼 체중이 줄지 않으므로, 적어도 40분 이상을 걷도록 합니다. 나이든 사람들 가운데는 30분도 잘 걸을 수 없는 사람이 있으므로 각각 개인적인 형편을 보면서 결정합니다. 자신에게 알맞는 운동량을 몸으로 직접 익혀가는 것입니다.

		당뇨병 교육입원의 강의 내용(주일)
의사의 이야기	제1주	• 증상에 대하여 • 운동요법 • 치료의 목적과 방법 • 당뇨병의 검사 • 당뇨병이란
	제2주	• 합병증의 무서움 • 운동치료법의 방식 • 치료의 의미 • 컨트롤의 중요성 • 총정리
영양사의 이야기(일부)		• 교환표의 사용법 • 메뉴 만드는 법, 쓰는 법 • 외식의 계획방법 • 염분 섭취법

나의 병원에서는 이 걷는 일을 교육 입원중에 매우 중시하고 있습니다.

그것은 현대인들이 걷는 것의 의의를 너무 모르고 있기 때문입니다. 중년쯤된 사람들도 그것을 잘 모르는 것 같습니다. 걷는다는 것은 되도록 하지 않는 것이 좋다고 생각되고 있고, 차를 타야 하는 것으로만 생각하고 있읍니다. 그리고 이런 사람부터 차례로 당뇨병이 생기게 되는 것입니다.

걷기를 싫어하는 사람을 어떻게 걷기 좋아하는 사람으로 만드는가. 이것도 교육입원의 목적의 하나지만, 실제로, 퇴원할 때에는 많은 사람이 걷기 좋아하는 사람이 되어 집으로 돌아갑니다. 걸음으로써 얼마나 기분이 쾌적해지는가, 그 쾌적감을 잊을 수 없게 된 것입니다.

오늘도 교육입원 기간이 끝나서 퇴원하는 몇 사람이 있는데, 그 사람들은 지금까지 걸어본 적이 없는 사람이 대부분입니다. 그러나 퇴원인사 때 이야기를 해보았더니,「걷는다는 것이 이렇게 멋진 일이라는 사실을 처음으로 알았읍니다」라고 말하는 것이었읍니다.

당뇨병이 있을 경우에는 입원이라고 하더라도, 이런 교육입원이 있다는 것을 알아주셨으면 합니다.

● 무질서한 식사로는 인슐린의 종류나 단위를 정할 수가 없다

당뇨병 치료의 기본은 식사요법과 운동요법인데, 이것만으로 치료가 충분치 않을 경우에는 거기에 약물을 더 사용합니다.

현재 당뇨병 치료에 사용되는 약물은 인슐린과 경구 당뇨병제라는 내복약이 있읍니다. 이 내복약은 인슐린처럼 주사를 놓지 않고 입으로 복용하는 약입니다.

인슐린이라는 호르몬은 본래는 아미노산이 모여서 된 것이므로, 입으로 복용하더라도 장 속에서 단백질 분해효소의 작용으로 소화되어 버리기 때문에, 내복으로는 전혀 효과가 없는 것입니다. 그러나 지금으로부터 30년 전에 혈당치를 내리는 내복약이 만들어진 것입니다.

단지, 이런 약이 어떤 당뇨병 환자에게나 잘 듣는 것은 아닙니다. 역시 인슐린이 아니고는 혈당을 잘 컨트롤하지 못하는 사람과 내복약으로도 잘 듣는 사람이 있읍니다. 그 어느 쪽이 좋은가는 어떤 기간 동안 검사를 하지 않으면 알 수가 없읍니다.

그리고 인슐린을 사용하는 경우에는 어떤 종류의 인슐린을 몇 단위 사용하는가를 결정하지 않으면 안됩니다. 인슐린 요법이라는 것은 식사와 운동과 인슐린 3자가 혼합된 것입니다.

인슐린을 몇 단위 사용했는가는 올바른 식사요법이 행하여진 후에 결정할 수가 있읍니다. 그러므로 일반적으로는 교육입원의 계속으로 입원중에 결정하는 것이 편리한 것으로 되어 있읍니다.

또한 당뇨병의 약물요법일 때 저혈당 증상의 교육을 실시해 두는 것이 중요합니다. 특히 인슐린 요법일 때 생기기 쉬운 증상이기 때문입니다. 혈당이 지나치게 내려가면, 손이 떨리고, 몸이 땀투성이가 되며, 초조, 두통, 모든 일에 무관심하게 되는 등의 증상이 나타날 때가 있읍니다.

더 진행되면, 의식을 잃고 혼수상태에 빠져 버립니다. 그래서 예방을 위해서 언제나 20그램의 설탕봉지를 주머니에 넣고 다니게 해서 저혈당인 듯하면, 곧 먹는 일이 중요합니다.

● 당뇨병의 해명은 췌장을 떼어낸 개의 실험으로 비롯되었다

당뇨병이라는 것은 도대체 어디가 나빠져서 생기는가 현재 어디까지 당뇨병의 발증 상태가 해명되고 있는 것일까 이 점은 당뇨병의 치료를 말할때 빼놓을 수 없는 점입니다. 여기서 당뇨병 연구의 대략의 역사를 소개해 둘까 합니다.

당뇨병과 췌장과의 관계가 분명해진 것은 1889년, 도이칠란드의 학자 밍코프스키에 의한 실험이 그 효시가 되었다고 합니다. 그러나 이것은 당뇨병 그 자체를 목적으로 한 실험은 아니었습니다. 그는 췌장의 활동을 조사하려고 했을 뿐입니다.

그 당시 췌장이 소화효소를 만들고 있다는 사실은 알려져 있었지만, 그 이외에 어떤 작용을 하는가는 알려지지 않고 있었습니다. 그래서 그는 개의 췌장을 모두 떼어 버리면, 어떤 일이 생기는가 하는 실험을 해보았던 것입니다. 그때 간혹 췌장을 떼어낸 개가 오줌을 많이 누고, 사람의 당뇨병과 똑같은 증상을 나타낸다는 것을 우연히 발견하게 되었읍니다. 그리고 그 개의 오줌을 조사해 보고, 당이 나오는 것을 알았읍니다. 이것이 최초의 발견이었읍니다.

그래서 밍코프스키는 당뇨병에 유효한 성분이 췌장에 함유되어 있을 것이라는 추측 아래 연구를 시작했던 것입니다.

그래서 많은 학자들의 눈이 췌장에 향해지고, 마침내 췌장에서 인슐린을 추출하는 데까지 이르렀읍니다. 그것은 1921년의 일이었읍니다. 캐나다의 밴칭과 베스트라는 의사가 인슐린을 추출해내는 데 성공하고, 노벨상까지 타게 되었읍니다.

그는 실제로 그 인슐린을 췌장에서 떼어내 당뇨병이 생긴 개한테 주사하여 혈당이 내려가는지 어떤지를 실험했읍니다. 개를 실험도구로 삼은 실험은 한 밤중까지 실시되었읍니다. 1921년 여름, 새벽 3시의 혈당은, 인슐린을 주사한 결과 새벽 5시에는 얼마가 되었다는 데이타가 오늘날까지 남겨져 있읍니다.

그런 실험을 거듭한 끝에 벤칭은 드디어 인슐린을 추출해 냈읍니다. 그리고 그것을 주사하면, 당뇨병이 낫지 않을까 하고, 발견한 이듬해에는 실제로 당뇨병 환자에게 주사를 놓았읍니다.

예전에는 어린이가 당뇨병에 걸리면 대개 사망하기 마련이었읍니다. 몸이 야위고 영양상태가 몹시 나쁜 어린이가 실험상대였읍니다. 그런 어린이에게 주사를 놓았더니, 어린이는 영양을 회복하고 나날이 살이 쪘읍니다.

그래서 그 당시는 당뇨병이란 것은 인슐린을 주사하기만 하면 낫는다고, 마치 비타민 결핍증과 같이 생각했던 것입니다.

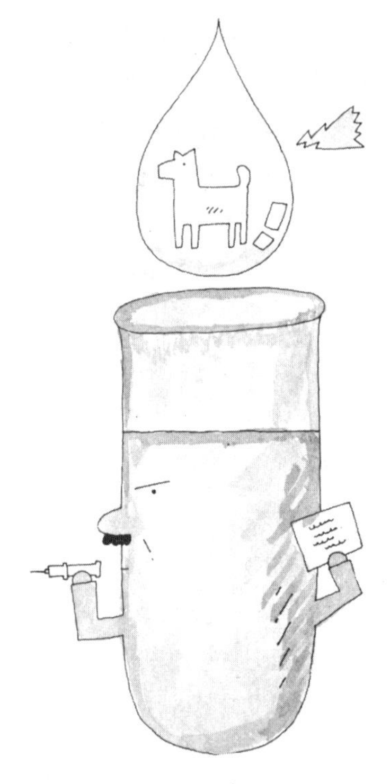

당뇨병은 췌장을 제거한 개의 실험에서부터 알려졌다.

그런데 1936년에 아르헨티나의 후세라는 유명한 의사에 의하여 그것을 정정하는 실험이 행하여졌읍니다. 그 결과, 당뇨병이 가벼워진다는 것을 발견했던 것입니다. 그러자 이번에는 당뇨병은 인슐린 결핍 질환이라는 관념이 사라져 버렸읍니다. 뇌하수체까지 떼어내면, 인슐린이 없더라도 당뇨병이 가벼워지기 때문입니다.

그런 경과를 거치는 사이에 당뇨병이라는 것은 단순히 한 가지 호르몬만에 의한 병이 아니라고 해석하게 되었읍니다. 뇌하수체로부터는 인슐린의 활동을 억제하는 작용을 하는 호르몬이 분비되고 있읍니다. 이 반대되는 호르몬을 떼어내면 증상은 가벼워지고, 결국은 또 다시 혼란시대로 접어들게 됩니다.

그러나 아무튼 당뇨병의 원인은 인슐린에 있다는 관념은 계속 이어져 있읍니다. 그것에 관련하는 뇌하수체의 호르몬이나 부신호르몬, 또는 갑상선 호르몬등이 인슐린과 어떤 관계에 있는지 여러가지 실험이 행하여져 왔읍니다.

그런 실험도 인슐린과의 관련으로 쌓여져 왔다는 것이 가능할 것이다.

● 혈당치에 관한 세계적인 기준이 제안되었다

현재, 당뇨병 학회에서는 아직도 당뇨병이 무엇인가 하는 것이 논해져 왔습니다. 그만큼 당뇨병은 복잡하여 단일한 성격의 것은 아닙니다.

유전기구, 발전과정 등 불명확한 것도 아직 많습니다. 당뇨병을 어떻게 진단하는가는 옛날부터의 과제입니다. 혈당과의 관계도 전부터 많이 논의의 대상이 되어 왔습니다. 혈당이 지속적으로 높다는 것이 당뇨병과 밀접한 관계가 있음직하지만, 어느 정도 혈당이 높으면 당뇨병이라고 할 수 있는가가 시끄러울 정도로 논의되었습니다.

그런데 그 사이에 혈당이 높으니까 곧 당뇨병이라고는 할 수 없게 되었습니다. 예를들면 간장이 나쁘다든가, 뇌일혈이 되었다든가, 협실

증이 되었을 때에는, 혈당이 오른다는 것이 차츰 알려졌기 때문입니다.

그리고 최근 10년이나 20년쯤 전부터 역학적인 조사가 세계적으로 행하여져 혈당의 높이도 당뇨병이라고 판단해도 좋은가 하는것이 논의되었읍니다. 예를들면, 이 정도의 혈당치는 얼마동안 관찰해 보면, 차츰 정상으로 돌아와 버립니다. 또한 그대로 계속되는 것도 있읍니다. 그 가운데 일부가 당뇨병으로 옮겨가는 것도 있읍니다. 그런 여러가지 경과를 거치는 것을 혈당이 조금 높다고 해서 처음부터 당뇨병이라고 단정해도 되는가 하는 것이 논의된 것입니다.

이 역학적인 조사를 바탕으로 미국의 NIH, 그리고 세계 보건기구(WHO)의 전문 위원회는, 1980년에 당뇨병의 새로운 병형분류, 진단기준의 권고만을 내놓았읍니다. 세계가 같은 기준으로 앞으로의 연구를 하자는 주제에서입니다.

그 혈당치의 해석은 종래의 우리나라에서 해석하던 방식과는 다소 차이가 있읍니다. 그러나 세계적으로 모두가 그런 사고방식으로 당뇨병에 대치해 나가려고 하므로, 우리나라도 그것을 받아들이게 되고, 우리나라의 독자적인 사고방식도 가미한 판정기준을 만들어 현재는 그것을 사용하고 있읍니다.

당뇨병의 해명을 위하여 거쳐온 과정은 이상과 같지만 아직도 연구가 계속되고 있는 상태입니다. 옛부터 이와같이 췌장을 중심으로한 실험이 있었다는 것. 그리고 유전관계의 지식이 점점 풍부해졌다는 것. 그리고 역학적인 조사도 상당히 진행되어 혈당치등이 실제적으로 응용하는 선이 일단 제안되고 있는 것이 현재라고 생각해도 좋을 것입니다.

● 당뇨병에는 두 가지 유전그룹이 있다

그러면 현재, 당뇨병에 대한 해석이 어떻게 되어 있는가를 알아 봅시다. 당뇨병이란 것은 유전성이 있다는 것이 해명되어 있읍니다. 그 유전의 내용도 역시 복잡해서 한결같지 않고 여러가지가 있다는 것이 밝혀져 있읍니다. 이 유전적인 요소에 어떤 환경이 가해져서 당뇨병이라는 증상이 나타나는 것으로 되어 있읍니다.

환경 중에서 가장 많은 영향을 미치는 것이 과식, 운동부족, 비만, 그밖의 갖가지 스트레스입니다. 스트레스라는 것은 정신적인 스트레스만이 아니라, 다른 질병이나 부상 따위도 포함됩니다. 그런 스트레스가 다른 요소와 혼합되어 당뇨병이 생기는 것이라고 여겨지고 있읍니다.

유전이라고 한 마디로 말하지만 그것도 크게 나누어 두 가지 그룹이 있다고 생각되고 있읍니다.

하나는 당뇨병이 생기기 쉬운 체질의 유전입니다. 유전이기 때문에 염색체 속의 유전자가 문제가 됩니다. 그 유전자 속에 아직은 어느 「곳」이라는 것은 규명돼 있지 않지만, 당뇨병을 일으키기 쉬운 유전자가 있을 것이라고 추정되고 있읍니다. 거기에 앞에서 든 환경이 가해져서 생기게 되는 것입니다. 이러한 체질 유전이 당뇨병 가운데 가장 많다고 합니다.

또 한 가지 그룹은 그러한 당뇨를 발증하기 쉬운 유전은 아닙니다. 췌장의 베터 세포가 병이 되기 쉬운, 예를들면 바이러스에 감염되기 쉬운 성격을 이어받고 있다는 점입니다. 즉 어떤 병에 걸리고 걸리지 않는것은, 역시 유전에 달려 있읍니다.

예컨대 바이러스가 체내에 침입하더라도 침해를 받는 사람과 침해를 받지 않는 사람이 있읍니다. 침해를 받는 사람은 바이러스에 감염되기 쉬운 성격을 지니고 있는 셈입니다. 그렇게 생각하는 것이 옳다는 점이 있읍니다. 감염되기 쉬운 유전자가 그곳에 있으니까 감염한다는 사고방식입니다.

감염되면 췌장의 베터세포가 기능을 정지해 버립니다. 그렇게 되면 인슐린이 없어지므로 갑자기 당뇨병의 증상이 나타나게 됩니다. 어린이 당뇨병의 발증에 대해서는, 오늘날 이러한 사고방식이 채택되고 있읍니다.

또한 수는 적지만 어른에게도 있읍니다. 이런 사람은 인슐린이 전연 없으므로 외부로부터 인슐린을 보급받지 않을 수 없읍니다. 이런 타이프의 당뇨병을 인슐린의존성, 또는 의존형의 당뇨병이라고 합니다. 최근에는 이런 타이프의 당뇨병 환자에게 계속해서 인슐린이 주입되는 기계도 만들어져 있습니다.

그런데, 바이러스 감염에 관한 이야기인데, 감염이라고는 하지만, 바이러스가 침입하는 것만으로 병에 걸리는 것이 아니라, 거기에 자기면역이라는 문제가 관련됩니다. 바이러스가 감염되어 거기서 나온 여러가지 세포성분이 자기면역적으로 활동하여, 그것으로 병을 완성해 간다는 프로세스가 생각되고 있습니다.

당뇨병의 유전의 경우, 이와 같은 두 가지 큰 그룹이 있지만, 엄밀히 말해서 이 그룹도 다시 세분됩니다. 그리고 당뇨병을 해명하기 위해서는 또 한 가지 언급해 두어야 할 것이 있습니다.

당뇨병이 나타나기 쉬운 유전자가 있고 환경과 합쳐져서 당뇨병 증세가 나타나더라도 인슐린이 분비된다는 사실입니다. 우리들 의사가 임상적으로 진찰을 하고 있는 대부분의 당뇨병 환자가 그렇습니다. 바이러스에 감염되었을 때처럼, 기능 전부가 정지해 버리는 것은 아닙니다. 인슐린의 활동이 약해지는 경향은 있지만, 어느 정도는 분비됩니다. 그러므로 그 인슐린이 충분히 활동할 수 있도록 환경을 바꾸어 가는 것이 가장 중요한 셈입니다.

예를들면 살이 찌면 찌는 만큼 인슐린이 작용하는 세포에는, 인슐린을 받아들이는 수용체, 이를 리셉터라고 하는데, 그 수가 줄어듭니다. 반대로 체중이 줄면 그 리셉터는 증가해 갑니다. 이것은 이 실험으로 알려진 사실입니다.

그래서 인슐린이 나오긴 나오므로, 이것을 방해하고 있는 것을 제거해 버리면 된다는 사고방식이 성립되는 셈입니다. 당뇨병에는 아직도 모르는 부분이 많이 있습니다. 앞으로는 당뇨병의 해명을 둘러싸고 많은 학설이 전개되리라 믿습니다.

● 소나 돼지에서 인간 인슐린시대로

당뇨병의 치료에서 현재 주목되고 있는 것은 인간 인슐린의 제조입니다.

지금까지의 인슐린은 소나 돼지로부터 추출해낸 것이었고, 고래로부터 추출해 냈읍니다. 그러나 오늘날에는 포획량이 엄격하게 제한되어 있어서 고래는 사용되지 않습니다. 다른 동물도 그 수가 적어서 사용할 수 없으므로, 소와 돼지로부터 추출한 인슐린이 제제(製劑)로서 생산되고 있는 셈입니다.

그리고 그 제제도 나날이 순도가 높아지고 있읍니다. 전에는 동물로부터 추출했다고는 하지만 그 안에는 여러가지 물질이 들어 있었읍니다. 그것을 순수한 인슐린만 남기고, 그밖의 불순물을 제거해 버리는 기술이 발달해 왔습니다. 그래서 최근에는 아주 순수한 인슐린을 만들 수 있게 되었습니다.

이와같이 인슐린의 추출은 거의 완벽할 만한 단계에까지 와 있지만, 인간의 인슐린과는 그 성질이 다릅니다. 아미노산의 배열이 다릅니다. 소는 두 곳이 다릅니다.

그런데 소나 돼지의 인슐린이라면, 언제라도 다량으로 손에 넣을 수 있느냐 하면 반드시 낙관할 처지도 못됩니다. 그 수가 줄어들 염려도 있습니다. 그리하여 합성해서 인간의 인슐린을 만들면 좋지 않을까 하는 생각이 강해진 셈입니다. 그래서 현재는 인간의 인슐린이 생산되어 사용되고 있습니다. 인간 인슐린은 제조방법이 두 가지 있습니다.

하나는 돼지 인슐린의 아미노산의 배열이 한 곳 다른 부분을 바꾸어 넣는 방법입니다. 그리고 또 하나는, 대장균을 사용하여 대장균에게 인간인슐린을 만들게 하는 방법입니다. 대장균의 유전자의 구조를 바꾸어서 인간 인슐린을 합성시키는 방법입니다.

이러한 두 가지 방법으로, 현재 인간 인슐린이 만들어지고 있습니다. 이 인간 인슐린을 실제로 당뇨병 환자에게 응용해 보고, 순수에 가까운 돼지의 인슐린과 효과를 비교해 보면, 별 차이가 없습니다. 다시 말해서 돼지의 인슐린도 상당한 효과를 올리고 있다는 사실입니다.

돼지의 인슐린은 인간의 것과는 다르므로 어떤 부작용이 있지 않을까, 예를들면 알레르기현상 등이 나타나지 않을까 하는 의견도 있습니다. 그러면, 인간 인슐린은 사람의 것이니까 절대로 알레르기 증상이 나타나지 않느냐 하면, 그렇지도 않다는 보고도 있습니다. 있긴 있지만, 적다고는 말할 수 있을 것입니다.

그러므로 학자에 따라서는 일부러 인간 인슐린 따위를 만들 필요가 없지 않느냐는 사람도 있습니다. 그러나 소나 돼지를 언제까지나 풍부하게 손에 넣을 수 있다는 보장이 없는 이상, 장래를 생각해서 인간 인슐린을 만들어 둘 필요는 있을 것이다.

● 컴퓨터로 인슐린을 나오게 하는 인공췌장

당뇨병 치료에서 더욱 획기적인 방법은 췌장, 그 자체를 당뇨병 환자에게 이식해 버리는 일입니다.

이것은 장기 이식이 성행하는 가운데 생각해낸 방법입니다. 장기 이식 중에 세포 췌장의 이식은 특히 까다롭고 어려운 것으로 여겨져 왔읍니다. 세계적으로는 미국에서 가장 많은 췌장이식이 행하여지고 있는데 그 수는 현재 천 여명에 이르고 있읍니다.

그러나 그 가운데 이식한 췌장이 잘 이식되어 생착하고, 1년 이상 기능을 발휘한 예는 약 5퍼센트에 지나지 않다고 합니다. 아직도 성공률이 적은 편입니다. 그래서 어떻게든지 그 성공률을 높이려고 현재 세계적으로 연구가 진행되고 있읍니다.

췌장에 관해서는 또 한 가지 주목 할 만한 이식이 시도되고 있읍니다. 그것은 췌장 그 자체를 이식하는 것이 아니라. 췌장의 인슐린을 분비하는 베터 세포만을 떼어내어, 그것을 당뇨병 환자에게 이식시키는 방법입니다. 그러나 그 성공의 예는 아직 규명되지 않고 있는 실정입니다.

이러한 대대적인 이식수술만이 아니라, 실제 치료면에서의 인슐린의 주입 방법에도 갖가지 개혁이 실시되고 있읍니다.

예를들면 필요에 따라서 자동적으로 인슐린이 주사되는 기계, 즉 진짜췌장 대신 역할을 하는 인공췌장도 고려되고 있읍니다. 이 기계를 당뇨병 환자의 체내에 심어 넣는다는 것입니다.

이것에도 여러 단계가 있읍니다. 가장 고도의 것은 혈당치를 느끼는 순서로서 인간의 혈당을 측정하여 일정한 혈당의 높이가 되면, 그에 따라서 인슐린이 나오게 됩니다. 인슐린을 내는 양은 혈당의 높이로 컴퓨터가 자동적으로 튕겨나게끔 되어 있읍니다. 최근에는 컴퓨터도 날로 소형화되고 있으므로, 인간의 몸 안에 심어넣는 일도 불가능하지 않습니다. 그러나 현 단계에서 생각할 수 있는 것은, 이러한 시도가 성공했다고는 할 수 없읍니다.

이 인공췌장의 앞단계로 생각할 수 있는 것은 미리 짜여진 프로그램에 의해서, 인슐린을 내는 장치입니다. 몇시에 인슐린을 내는가는, 모두 프로그램에 들어 있어서, 그 시간이 되면 자동적으로 인슐린이 나오는 기계입니다. 그리고 또 한 가지 개발된 기계로는, 시간이 되어 손으로 스위치를 누르면 인슐린이 나오는 기계로, 이 기계는 이미 선보이고 있는 실정입니다.

실제로 앞에서 든 인슐린 의존형의 당뇨병 환자에게는, 한 시간마다 세밀하게 시간을 쪼개서, 또는 연속적으로 인슐린이 주입되는 기계가 사용되고 있습니다.

이미 동물의 실험에서는 췌장이식은 성공을 거두고, 합병증 등에도 좋은 효과를 나타내고 있습니다. 췌장이 이식된 동물은, 보통 동물과 다름없이 힘차게 뛰어 놀고 있습니다. 당뇨병이 있었던 동물의 혈액 속의 인슐린도 정상이 되고, 혈당도 물론 정상으로 돌아와 있습니다. 다른 동물과 함께 놀며 먹이를 거르지 않고 주기만 하면 건강하게 지내고 있습니다.

그러므로 머지않아 이 동물실험의 단계가 인간에게 응용되리라 믿습니다. 그러나 인간의 경우는, 어느 누구로부터 췌장을 얻느냐 하는 문제가 남아 있습니다.

● 우주로부터 가져온 당뇨병에 대한 복음

당뇨병의 실험은 지상에서만이 아니라 우주공간에서도 실시되고 있읍니다.

우주라고 하면 월면탐험이나 우주유영 등이 화제가 되지만, 실은 당뇨병의 연구도 행하여지고 있읍니다.

앞에서 췌장 속의 인슐린을 내는 베터세포만을 떼어내서 이식하는 일은 어렵다고 말한 바 있읍니다. 베터세포를 분리시키려면, 갖가지 세포의 전기적인 성질의 차이를 이용한 전기영동법(電氣泳動法)이라는 수단을 사용합니다. 그러나 이 방법이 곤란을 수반하는 것은 중력이 방해를 해서 세포가 잘 분리되지 않기 때문입니다.

그런데, 우주공간에는 중력이 없읍니다. 중력이 없는 곳이라면 비교적 간단하게 분리할 수 있게 됩니다.

미국의 항공기 제조회사인 맥도널 더글러스사타 세인트루이스의 워싱턴대학은 1983년 9월, 우주에서 살아 있는 췌장세포의 분리실험에 성공했다는 발표를 했읍니다. 이 실험장소는 우주선 스페이스셔틀 안에 서였읍니다. 셔틀에 실린 전기 영동장치가 작동해서 베터세포를 분리시켰던 것입니다.

앞으로의 문제는 우주에서 분리시킬 세포를 어떻게 지상에 있는 당뇨병 환자를 위해 쓰느냐 하는가입니다. 체내 이식을 하는 장소나 심는 기술 등, 아직도 많은 미해결의 문제가 남겨져 있읍니다.

그렇지만 아무튼 베터세포를 분리시킬 수 있었다는 것은 당뇨병을 치료하는데 있어서 매우 뜻깊은 일입니다. 바이러스의 감염 등에 의해서 췌장의 기능이 파괴되어 버린 어린이 당뇨병에는 장래에 복음을 가져다 줄지도 모를 성과라고 할 수 있읍니다.

그리고 앞으로 장기 이식기술이 발달하면, 이윽고는 스스로 아무런 노력을 하지 않고도 인슐린을 내는 세포를 이식 받기만 하면 되는 시대가 올지도 모릅니다.

그러나 그렇게 인간의 장기를 바꾸어 넣음으로써 그 장기가 어느 정도까지 기능을 발휘하느냐는 의문스럽습니다. 인간은 누구나 나이를 먹어감에 따라서 노화현상이 몸 전체에 진행됩니다. 그리고 모든 장기의 기능이 떨어지게 됩니다. 동맥 경화증 같은 증상도 날로 진행됩니다. 그러므로 모든 장기를 바꾸어 넣을 수는 없는 일입니다.

한편 숙원관으로는 문제는 해결되지 않는 것입니다. 당뇨병에 관한 연구는 앞으로도 계속되고 치료 방법도 새로운 것이 자꾸만 개척될 것입니다. 현재 당뇨병으로 고통을 받고 있는 어린이나 어른들이 있는데, 이런 사람들에게는 하루라도 빠른 의학의 발전이 학수고대될 것입니다.

그것을 충분히 염두에 두고, 여기서 내가 강조한 것은 당뇨병이 있는 대부분의 사람, 당뇨병의 90퍼센트에 해당하는 사람은, 그러한 의학의 발전을 기다릴 수 없다는 사실입니다. 그 사람들에게는 당뇨병은 그 사람 자신인 것입니다. 그 사람의 생활이 만들어낸 증상인 것입니다. 그러므로 생활을 바꿈으로써 당뇨병을 고칠 수 있는 것입니다. 그것은 오늘부터라도 가능한 일입니다.

● 당뇨병의 식이요법

당뇨병의 식이요법은 무조건 당질을 제한한 것도 아니고, 병인식(病人食)도 아닌 사람이 생활하는 데 필요한 최소한의 칼로리 범위내에서 단백질, 지방, 당분 외에 비타민, 미네랄 등을 고루 섭취하는 방법입니다.

물론 생활 속에는 노동이나 정상적인 발육, 임신, 출산 등이 가능하다는 것도 포함되어 있습니다.

당뇨병은 인슐린의 분비 부족에서 오는 병이지만 현 단계에서는 불충분한 인슐린 분비를 정상으로 돌리는 치료법이 없읍니다. 그러므로 자기 몸의 인슐린 분비 능력에 맞는 범위의 식사를 해야 합니다. 즉 전체의 섭취에너지 제한 (지시에너지)이 필요한 것입니다. 대강 목표는

성인의 표준 체중표

신 장 (cm)	체 중 남 (kg)	체 중 여 (kg)	신 장 (cm)	체 중 남 (kg)	체 중 여 (kg)
148		49.7	165	59.8	58.9
149		50.1	166	60.5	59.6
150		50.5	167	61.2	60.3
151		51.0	168	61.9	61.0
152		51.5	169	62.6	61.7
153		52.0	170	63.3	62.4
154		52.5	171	64.0	
155	54.0	53.0	172	64.7	
156	54.5	53.5	173	65.4	
157	55.0	54.1	174	66.1	
158	55.5	54.7	175	66.9	
159	56.1	55.3	176	67.7	
160	56.7	55.9	177	68.5	
161	57.3	56.5	178	69.3	
162	57.9	57.1	179	70.1	
163	58.5	57.7	180	70.9	
164	59.1	58.3			

보통식의 60~75%로 보면 됩니다.

식사의 총에너지는 성별, 연령, 영양상태, 노동량을 고려하여, 표준체중 1kg당 어느 정도의 에너지를 줄 것인가 정한 다음 계산합니다.

너무 많아도 너무 적어도 안되기 때문에 경과를 보면서 적절한 양을 정합니다. 보통 노동을 하는 성인이라면, 표준체중 1kg당 30Kcal 정도입니다.

기준이 되는 표준체중은 신장(cm)에서 100을 빼고 거기에 0.9를 곱하여 산출하는 것이 일반적이지만, 이 방법은 키가 큰 사람에게 후하고 작은 사람에게 그렇지 못한 경향이 있으므로 적절하다고 말할 수 없읍니다.

당뇨병을 양호한 상태로 유지하려면 표준체중보다 다소 적은 편이 좋다는 것도 입증되고 있으므로, 당뇨병 환자의 경우에는 성인 표준체중표 보다도 5% 가량 적은 체중을 지표로 하여 지시에너지를 결정하는 것이 바람직하다고 말할 수 있읍니다.

지시에너지는 되도록 낮게 억제한 편이 경구혈당 강하제나 인슐린 사용을 삼갈 수 있읍니다.

그러나, 지시에너지보다 적게 먹는 것이 반드시 좋은 것은 아닙니다. 성인의 인슐린의 존형 당뇨병은 비만자는 별도로하고, 대개 1200~1800Kcal의 범위내에서 지시되는 것이 보통입니다.

단, 환자가 심한 노동에 종사하고 있거나 성장기, 임신 중 혹은 수유 중이면 그것에 필요한 에너지를 가산해야 합니다. 보건사회부가 정한 한국인의 영양 소요량에 따르면, 다소 심한 노동에서는 400~500Kcal, 임신의 전반 150Kcal, 후반 350Kcal, 수유 중은 720Kcal를 가산해야 합니다. 이렇게 지시에너지가 결정되면, 그 범위내에서 각 영양소가 배분됩니다.

한국인에게 각 영양소와 배분은, 단백질은 지시에너지의 15~20%, 지질은 20~25%, 당질은 60%로 하는 것이 일반적입니다.

물론 연령, 혈당치, 혈청지질의 수치, 합병증의 유무 등에 따라 다소 변경은 있읍니다. 이를테면, 어느 환자의 지시에너지가 1800Kcal로 결정되어 삼대 영양소의 배분을 당질 60%, 단백질과 지질을 각각 20%로 하여 계산하면, 당질은 1080Kcal, 단백질과 지방은 각 360Kcal가 됩니다.

당질과 단백질은 1g이 4Kcal, 지질은 1g이 9Kcal에 해당하므로, 이

환자가 실질적으로 섭취하는 것은 당질 270g, 단백질 90g, 지질 40g이 됩니다.

식품 속에는 순수하게 당질, 또는 지질만을 함유하는 것도 있지만, 수분도 함유되어 있어서 그 식품의 무게가 곧 영양소의 무게는 아닙니다.

우리들이 섭취하는 대부분의 식품은 당질, 단백질, 지질등을 함유하고 있읍니다. 예로 우유를 분석해 보면 200ml의 우유 속에는 수분 177ml, 단백질 5.8g, 지질 6.4g, 당질 9.0g이 들어 있어 합계 약 117Kcal가 됩니다.

식이요법을 시작할 때는 자동 저울, 계량컵(용량 200ml), 계량스푼(큰술 15ml와 작은술 5ml)을 준비해야 합니다.

매일 식사의 재료는 반드시 계량하여 정해진 분량을 충실히 지켜야 합니다. 계량함과 동시에 눈어림의 양을 익혀 틀림없을 때까지 익숙해지면, 그 뒤부터 가끔 사용하는 재료와 지금까지 먹은 적이 없는 재료만 계량하면 되므로, 익숙한 사람이라도 한 달에 한 번은 눈어림의 양을 계량하여 확인해 볼 필요가 있읍니다.

식이요법을 철저히 실행하기 위해서는 식사를 제멋대로 하지 말 것, 외식을 제한할 것, 본인뿐만 아니라 식사를 만드는 가족이 치료식의 이론과 내용에 밝아야 합니다. 그렇지만 아무리 노력을 해도 되지 않으면 당뇨병의 식이요법을 지도해 주는 병원에 입원(2~4주일)하여 가족과 함께 철저히 배우는 것이 좋습니다.

10년전까지만 해도 당뇨병에 쌀밥보다 빵이 좋다거나, 포도, 바나나, 무화과, 감은 좋지 않다. 또는 위스키나 소주는 괜찮지만 맥주나 청주는 좋지 않다는 등의 말이 있었지만, 칼로리가 적은 식품이라도 많이 섭취하면 마찬가지여서, 규정된 에너지 섭취를 초과하는 원인이 됩니다.

지금은 당뇨병에 좋은 식품과 나쁜 식품을 구별하지는 않습니다. 지시에너지와 균형잡힌 영양소의 배분을 지키면 아무것이나 먹어도 상관없읍니다.

당뇨병의 식사는 특수한 것이 아니라, 그저 에너지량을 억제하고 당질이나 지질의 과잉에 주의하는 것이므로, 그런 의미에서 세 끼니 식사는 가족의 식사와 같은 재료로 만들어도 무방합니다.

단, 〈아무것이나 먹어도 좋다〉는 안도감에서 식이요법이 소홀해지는 것만은 꼭 주의해야 합니다. 서구에서는 설탕, 꿀 등 바람직하지 않은 식품, 금지해야 할 식품은 명기되어 있읍니다.

바람직한 방법과 바람직하지 못한 방법이 있읍니다. 예를들면, 튀김에서 100ｇ의 소재는 10~20ｇ의 기름을 흡수합니다. 엽채류는 다량으로 섭취해도 그다지 문제는 없지만, 마요네즈나 드레싱을 치면 에너지치가 껑충 뛰어오릅니다. 기름에 볶는 것도 바람직하지 못합니다. 나물도 참기름을 넣고 무치는 것은 부적당합니다.

식물성 기름, 그것도 리놀산이 들어 있는 것이라면 좋다고 생각하는 사람도 있지만, 이것도 혈청 총콜레스테롤의 상승을 막는 데는 효과가 있어도, 에너지치는 동물성 지방과 같이 1ｇ에 9Kcal입니다. 요컨대, 식품에만 주의를 기울일 것이 아니라 조미료 등에도 충분한 배려를 해야 합니다.

하루 식사는 3회로 나누고, 아침은 가볍게, 점심과 저녁은 균등하게 하며, 1~2회의 간식을 하는 것이 보통입니다. 간식은 과일이나 우유로 충당하지만, 그때 과일은 1개를 한번에 먹지 않고 3회로 나누어서 일부는 간식, 일부는 식후 디저트로 돌리는 식으로 연구합니다. 인슐린 치료를 하는 사람은 간식하는 방법이 특히 중요하므로 의사와의 긴밀한 상의가 필요합니다.

당뇨병 치료식은 양이 적으므로, 아무래도 시장함을 느끼게 마련입니다. 공복을 막기 위해서 칼로리가 적은 생오이를 먹거나 무우 같은 것은 먹어도 좋습니다.

커피나 홍차도 좋지만, 설탕 대신 칼로리가 적은 대용 감미료를 사용합니다.

직장인은 도시락을 가지고 다니는 것이 제일 좋습니다. 부득이 외식할 경우에는, 복잡한 요리는 내용을 파악할 수 없으므로 되도록 단순한 요리를 선택합니다. 그런 의미에서 생선회 정식이나 생선구이 정식이 좋습니다.

메밀국수나 밀국수 속에는 당질에 치우치기 쉬운 것도 있고, 비빔밥이나 카레라이스도 내용이나 음식점에 따라 칼로리에 상당한 차이가 있으므로 주의해야 합니다. 특히 밥의 양을 조절해야 합니다. 초밥을 먹을 때는, 지시된 한 끼분의 밥으로 일인분을 만들도록 부탁하는 것이 좋습니다.

술은 사업상의 교제라 하더라도 마시지 않는 것 이상의 방법은 없읍니다. 저녁반주도 물론입니다.

알코올 음료는 동맥경화를 촉진하는 인자가 됩니다. 당뇨병으로 외래에 통원하는 남성 환자 중에, 혈당이나 중성지방이 높아 조절이 잘 되지 않고 있는 사람의 대부분은 몰래 마시는 술이 원인입니다.

알코올 1g은 7Kcal의 에너지를 냅니다. 그 70~80%는 체내에서 이용되어 체온을 유지하는 에너지로 사용되지만, 단백질이나 지질, 비타민과 같은 영양소가 들어 있지 않으므로 에너지원은 아닙니다.

알코올은 다른 칼로리원보다 간장에서 빨리 연소되기 때문에, 식사에서 섭취한 당질이나 지질의 소비가 줄어서 에너지과잉이 되어 비만이나

주류의 칼로리와 함유 당분

	양 (ml)	열량 (kcal)	당분 (g)
소　　주	180(1홉)	258	0
맥　　주	630(큰병)	233	20.0
청　　주	180(1홉)	187	7.2
위 스 키	30(싱글1잔)	69	0
포 도 주	60(1잔)	48	1.2

당뇨병의 악화를 초래하게 됩니다. 이것은 어떤 알코올 음료라도 마찬가지입니다. 위스키나 소주 같은 증류주는 청주나 맥주와는 달리 당이 들어 있지 않으므로 괜찮다는 속설은 잘못된 것입니다.

교제상 꼭 마셔야 할 경우에 청주는 7잔, 맥주는 2컵, 위스키는 하이볼 2잔으로 합니다. 그것은 각각 약 160Kcal(2단위)에 해당하는 양입니다. 방심은 절대금물입니다.

성공 사례 체험수기

1. 성명 : 문영길(49세 남) 수원 화서동 거주

제가 당뇨를 처음 발견했을 때는 1973년도 회사에서 우연히 받게 된 정기검진에서였습니다. 젊었을 때고, 그 때는 당뇨병에 대한 사회적 인지도가 심각하지 않아 무시하며 그 때까지의 생활을 변함없이 해나갔습니다. 그 후 조금씩 변화가 오기 시작하는데 갈증으로 인해 심할 경우 물을 한 주전자까지 마시기도 했습니다. 한약방에 찾아가니 조갈증 치료약과 밥량을 줄이라고 해서 2공기를 1공기로 줄이고, 그 대신 오이, 당근, 양배추로 허기진 배를 채워야 했습니다. 일을 하는 사람으로서 무엇보다 먹는 것을 조심해야 한다는게 견디기 힘들었고, 당뇨를 가지고 16년 동안 겪은 정신적인 고통이란 이루 말할 수 없습니다.

당뇨 15년째 합병증이 오기 시작했습니다. 좋다는 약을 찾아 까치를 잡아 달여 먹기도 하고, 지금까지 먹은 한약은 어림잡아 트럭으로 하나될 것입니다. 어떻게든 당뇨를 고쳐보겠다고 전국을 헤매기 시작했습니다. 그 때쯤 안양으로 이사를 했고, 운동을 너무 심하게 하는 바람에 혈당이 440까지 올라가게 되어 급기야 수원 백병원에 입원을 하게 되었습니다.

인슐린은 24시간 효력기를 가지는 것도 있고, 8시간 효력기를 가지는 것도 있습니다. 인슐린 주사를 아침마다 맞고 병원에서 먹으라는 대로 먹으면 정말이지 죽을 것 같았습니다. 퇴원하여 집에서 인슐린 주사를 맞는데 인슐린 자동 펌프가 있다 하여 노량진 최의원을 찾아갔습니다. 완전 자동은 아니고 반자동이었습니다. 다리에 통증이 심해 지팡이를 짚고 다니게 되었습니다. 지하철을 타거나 버스를 타면 자리를 양보받게 되고 "할아버지? 일루 가면 어디 가요?"라고 하는 말이 너무너무 싫었습니다.

그러던 중 해군 선배의 소개로 '신통한'을 접하게 되었습니다. 주사를 맞는데 전력이 빠진 상태였고, 16년 해군 생활 동안 날마다 습관처럼 해오던 샤워도 인슐린 펌프를 차고 있는 상태에서의 번거러움은 이루 말할 수 없었습니다. 이런 번거러움에도 해방될 수 있다는 희망에 열심히 상담원의 조언대로 '신통한'을 복용하기 시작했습니다.

처음에는 인슐린을 맞으며 7알을 복용하기 시작했습니다. 복용 1주일만에 어지럽고 힘이 없는 상태의 저혈당이 왔습니다. 인슐린을 줄이고 조금씩 알 수를 줄여 나가기 시작했습니다. 매일 정기적으로 3~4차례 혈당측정 또한 당뇨를 관리, 극복하는데 반드시 필요함을 느낄 수 있었습니다. 지팡이를 짚고 다니던 다리도 서서히 회복이 되어 조금씩 동네를 산책할 수 있게 되었습니다.

사람의 욕심이 끝이 없다고 내가 걸을 수만 있다면…. 간절한 소망이 걷게 되니 뛰고 싶어지는게 인지상정인가 봅니다. 나는 지금도 신분증에 '나는 당뇨 환자입니다'라고 메모를 하고 다닙니다. 당뇨 환자는 어디서 어떤 사고를 당할지 모르니 항상 주의를 요하는 자기 신분에 대한 메모를 당부하고 싶습니다.

당뇨가 심한 분은 설탕이나 쵸콜릿을 가지고 다녀야 합니다. 내 주위에도 당뇨를 가지고 있는 사람들이 여럿 있으나 모두들 당뇨에 관한 한 의사들입니다. 나 또한 당뇨학교를 다니며 들은 사실은 혈당을 높이는 기관은 신체에 5기관이 있으나 혈당을 내리는 기관은 췌장 단 1기관뿐이라고 합니다. 그러한 그 췌장이 왜 나빠지는지는 아직도 의학이 풀지 못하는 과제라 합니다.

나는 현재 '신통한' 2알을 복용하고 있습니다. 지방을 내려가도 복용이 간편하기 때문에 거르지 않고 챙길 수 있는 장점이 있습니다. 끝으로 보다 중요한 것은 '신통한'에만 의존해서는 안된다는 것입니다. 혈당을 측정해 가며 양을 조절해서 복용하고, 운동은 가벼운 운동을 정기적으로 해야 합니다. 날씨가 춥고 게으른 탓에 지금은 집에서 음악에 맞춰 가볍게 몸을 움직여 주고 있습니다. 혈당이 높으면 아무리 좋은 약을 먹어도 효과가 없음을 명심해야 합니다.

'신통한'을 만나 제2의 인생을 살아가고 있습니다. 주위에 감사하며 지금도 당뇨로 힘들어하는 모든 사람들이 건강한 삶을 찾을 수 있게 되기를 바랍니다.

2. 성명:이방원(51세, 남)

학창시절부터 즐기던 술은 풍류의 도시 목포에서 공무원생활을 시작하면서부터 절정에 달했다. 들고는 못 가도 마시고는 간다 할 정도로 폭음과 과음을 일삼았던 나는 술을 좋아하는 사람들이 거의 그렇듯 30대 후반에 들어서는 간이 나빠지기 시작했다. 가끔 약국에 들러 간장약을 사서 복용하면서도 퇴근 무렵이면 으레 술자리를 만들어 한잔하는 것이 일과였다.

낮에는 피로와 무력감이 엄습해오고, 그런 와중에도 일과는 바쁘게 짜여져 돌아가 누적되는 피로와 거의 막판 승부를 겨루어야 할 정도가 되었을 78년경 신체검사에서 간과 폐에 대한 경고와 함께 당뇨의 주의가 요한다는 결과를 받았다.

처음엔 이게 웬일인가싶어 병원에서 정밀검사를 받고 약을 복용하고 식이요법을 동원하는 등 법석을 떨며 관리에 신경을 썼지만 지날수록 병에 대한 두려움은 없어지고 종전의 생활로 돌아가 술자리를 하기가 일쑤였다. 그러던 중 85년 서울에 발령을 받게 되었고 승진도 하게 되어 병에 대한 주의를 차차 의식 속에 잠겨져버린 것처럼 무심해져 갔다.

대인관계가 많아지니 술자리도 자연히 늘어만 갔고, 언제부터인지 스스로도 느낄만큼 몸의 상태가 나빠져가고 있음을 느꼈지만 자신의 건강을 돌아다볼 여유는 없었다. 그러기를 얼마 동안 신체 여기저기서 이상신호가 터져나오기 시작했다. 급기야 당뇨병을 잘 본다는 약국과 병원을 전전하게 되고 그곳에서는 잘 듣는다는 경구혈당강하제를 어김없이 소화제와 함께 지어줄 뿐이었다. 당뇨병은 불치병이라는데 특효약은 왜그리도 많은지 좋다는 것을 모두 복용해 보아도 나아지기는커녕 건강은 점점 강바닥으로 가라앉는 느낌이었다.

먹는 약으로 듣지 않자 이번에는 한국 최고의 당뇨전문병원이라 이름난 종합병원서 일주일에 한 번씩 인슐린 주사를 맞고, 혈당을 체크하고 약을 복용하는 생활로 이어졌다. 음식이라고는 고양이밥만큼의 분량으로 줄여야 했고 요양하며 쉬어야 한다는 의사의 권유를 받기도 했다. 공무원생활이 천직인 나는 한가하게 쉴 처지는 못되었다. 그런 가운데 체중이 현저히 줄기 시작했고, 발에는 무좀이 생겼고, 이런 경우를 설상가상이라고 해야하나, 이제는 폐결핵 합병증까지 나타나기 시작했다. 병원에 입원하여 혈당을 조절하여 폐절제수술을 하자는 제의를 받았다. 그렇게 쉬지도 못했던 직장에 휴직원을 내고 본격적인 투병생활을 이 때부터 시작했다.

먹는 약만으로 혈당이 내려가지 않았던지 병원에서는 25단위의 인슐린으로도 혈당치는 내려가지 않아, 35단위로 인슐린의 단위만 계속 증가시켜갔다. 수술할만큼의 혈당치가 나오지 않는 모양이었다. 수술을 기다리면서 나와 나의 가족들은 서서히 절망 속으로 빠져들어갔다. 병원에서는 혈당이 낮아지기만 기다릴 수밖에 없다는 말만 되풀이해 왔다. 한국 최고 권위의 병원과 당뇨병 치료에 있어서는 최고라는 박사님께서 내린 결론이었다.

이렇게 절망과 씨름하던 나에게 20여 년만에 친구가 들고 온 '신통한'"이라는 희한한 이름의 식품도 나의 주의를 끌지는 못했다. 이걸 먹고 신통하게 나을 수도 있으니 먹어보라고 놓고 간 중국제 '신통한'을 선반 위에 올려다 놓고도 선뜻 그것을 먹을 생각은 하지 못했다. 당연히 병원에서도 복용 불가라는 판정을 내렸다. 그러나 친구의 권유는 이왕 죽는 것 속는 셈 치고 먹어봐라. 식품이니 부작용은 없을 것이라 했지만 병원에서 먹지 말라니 무턱대고 먹어볼 수도 없는 노릇이었다.

인슐린 단위를 높여가도 혈당치는 내려가지 않고 몸은 해골처럼 시커멓게 말라가고 절망의 그림자가 드리워지면서 주위에서는 임종을 준비하는 눈치들이었다.

정확히 신통한을 받은 지 10일째! 이왕 죽는 것 먹어나보고 죽자고 결심하고 무조건 설명서대로 4알을 복용했다. 그리고 저녁에 다시 4알, 다음 날 아침에도 역시 4알을 먹고 혈당을 체크해 보았더니 그렇게도 내려갈 줄 몰랐던 혈당이 뚝 떨어져 있었다. 고장인가 싶어 다시 재어보아도 수치는 똑같았다. 왈칵 눈에서 눈물이 쏟아졌다. 정말 기적은 있는 것인가 싶은 의문 속에서 일주일을 복용하자 혈당은 170선에 머물렀다. 온몸에서 생기가 도는 것 같았다. 병원에서는 혈당조절이 잘되고 있다고 좋아했고,

나는 식이요법으로 조절하고 있다고만 말해 두었다. 병원서는 2~3일 지켜보다 혈당이 안정되면 수술을 하자고 제의해 왔다.

나는 즉시 고향 친구에게 전화를 걸었다. 친구는 내침김에 인슐린을 신통한으로 대치시키고 수술을 하자고 권유했다. 30단위를 25단위로 낮추고 신통한 1알을 더 올려 먹었다. 다시 인슐린을 20단위로 내리고 신통한 1알을 더 먹고…. 이런 작업을 반복해 인슐린을 맞지 않고도 160선에 혈당이 머무르게 되었다. 병원서는 기적이라며 인슐린을 투여하지 않고 폐 절제수술에 들어갔다. 지금까지도 병원에는 신통한 복용 사실을 숨겨오고 있다. 수술 후 꾸준히 신통한을 복용하면서 식후 혈당 250이 웃돌던 혈당이 지금은 140선을 유지하고 있다. 체중도 정상적으로 돌아오고 있었다. 이제는 음식도 어느 정도 마음껏 들 수 있게 되었다.

6월초 나는 복직을 앞두고 있다. 지금은 음식도 마음껏 들면서 신통한과 함께 하는 감사한 생활을 하고 있다. 절제된 폐는 복원이 불가능해 숨이 차고 손상된 간은 회복이 불가능하다 하니 아직도 넘어야 할 산이 많긴 하지만 손발저림이 없어지고 눈 뜰 수 없이 밀려드는 피로, 각종 합병증의 공포에서 벗어난 것만으로도 완전히 새로 태어난 기분으로 하루하루를 맞는다.

투병생활을 거치면서 얻은 교훈 하나!

모든 성인병은 조기에 발견하여 철저히 치료하지 않으면 돌이킬 수 없는 구렁텅이로 빠져들 것이 분명하다는 것이다. 서서히, 아주 철저히 인간을 파멸시키는 당뇨병, 정말 무서운 병이라는 것을 앓아보지 않은 사람은, 아니 죽음의 문턱까지 가보지 않은 사람은 알 수 없을 것이다. 아직 투병생활이 완전히 끝난 것은 아니지만 복직을 할 수 있다는 기쁨은 나에게 제2의 탄생을 의미하는 것이다. 하나님 감사합니다.

당뇨를 다스리는 여걸—류치쉐(劉奇學)

양·한방 접목
"효과 봤다" 97%

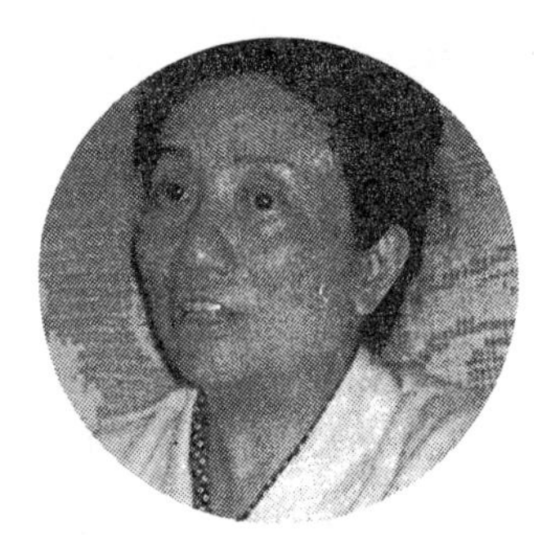

류 치 쉐

영양과다와 밀접한 관련이 있어 흔히 '부자병'이라 불리는 당뇨병. 발전에 가속도가 붙은 중국에서도 이 부자병이 이미 골치아픈 성인병의 하나로 등장했다. 이에 중국 의료당국은 몇년 전 당뇨병 퇴치를 위해 한 여의사에게 '특명'을 내렸다.

이 여의사는 곧 10여 명의 전문의로 연구팀을 구성, 당뇨병에 도전하기 시작했다. 그로부터 몇 년 뒤 이들은 새로운 당뇨병 치료약을 세상에 내놨다. 3천 건의 임상실험 결과 이 치료약은 무려 97.1%의 유효율을 나타낸 것으로 보고됐다. 예의 당뇨병 연구팀을 이끌었던 여의사가 바로 류치쉐(劉奇學)다. 베이징시 아운촌의원의 주임의사(원장)이기도 한 그녀는 대륙 의학계에서 '당뇨를 다스리는 여걸'로 통한다.

중국 베이징—송영철 기자

중국 의료당국이 류치쉐를 연구팀의 책임자로 선정했던 데엔 나름의 까닭이 있었다. 그의 집안에서 내려오는 당뇨병 처방이 효과가 뛰어난데다 그가 중의학과 서양의학을 두루 섭렵한 이른바 '중서의결합의'였기 때문이다.

류치쉐는 전형적인 의사 가문 출신이다. 그의 할아버지가 한평생을 중약(한약) 연구에 바쳤고, 외할아버지와 어머니 또한 중의사로 이름을 날렸다. 그의 오빠들과 올케들 그리고 남편도 현재 의사로 활동하고 있다. 그 스스로 "가족을 모두 모으면 종합병원을 차릴 수 있을 것"이라고 얘기할 정도다.

류치쉐는 처음엔 서양의학(내과)을 전공했다. 그러나 중의사인 외할아버지의 의술에 매료되어 뒤늦게 전통의학을 깨우치게 됐다. 그가 양방과 한방의 장점이 접목된 특유의 '혼방' 당뇨 치료방법을 개발할 수 있었던 것도 그런 끊임없는 배움 덕이었다.

"중의학에선 당뇨병을 음양의 조화가 깨져서 생기는 병으로 여긴다. 따라서 체질을 개선해 병증의 근원을 치료하는 방법을 쓴다. 이러한 한방요법은 효과가 뛰어난 대신 많은 시간을 필요로 한다. 나는 이런 한방의 단점을 보완하기 위해 중약(한약)에 양방 개념을 도입했다. 즉 여러 가지 중약의 약리작용을 과학적으로 분석, 각각의 성분을 뽑아낸 뒤 그 성분들을 다양하게 섞어 새로운 약을 만드는 것이다. 이렇게 성분별로 조제된 중약은 그냥 약재 상태로 조제된 중약보다 몇 배 이상의 약효가 있다."

류치쉐는 자신이 개발한 약으로 지금까지 3만 명 정도의 당뇨병 환자들을 치료했다고 말한다. 그들 가운데엔 한국인들도 상당수 있다. 그가 이미 두 차례나 한국에 초청돼 강연과 의료활동을 벌였기 때문이다. 그가 만든 '신통한' 이란 환자용 건강보조제는 이미 국내에 수입돼 판매되고 있다.

당뇨병에 관한 한 신의로 불릴 만큼 많은 환자를 고쳤지만 한번도 그는 자만한 적이 없다고 한다. 당뇨병 자체가 약물이나 의사의 힘만으로는 완치되기 어려운 질병이기 때문이다.

"당뇨병은 환자 스스로 치유해야 하는 고독한 병이다. 일단은 환자에게 '낫는다' 는 믿음이 있어야 하고 또 그 믿음을 실천할 만한 의지가 뒷받침돼야 치료가 가능하다. 식이요법이나 운동요법을 소홀히 한다면 아무리 좋은 약을 먹어도 좋아지기 힘들다. 잠시 증세가 완화될 뿐이다. 내가 환자의 마음자세를 확인한 뒤에야 약을 쓰는 이유도 바로 그 때문이다. 당뇨병에 있어서 약은 제2의 치료법일 뿐이다."

당뇨병과 싸우는 이 여걸의 꿈은 앞으로 완치율 1백%의 '신약' 을 개발하는 것이다. 이미 스스로의 의지와 체력만으론 병마를 이겨낼 수 없는 중증 환자들을 돕기 위해서다. 그는 이 꿈을 이루기 위해 요즘도 늦은 밤까지 연구실의 불을 밝히고 있다.

(「일요신문」 1996년 10월 27일 건강기획 제232호 기사를 발췌한 것임)

지은이 · 堀內光
1916년 일본 高知縣에서 출생. 1940년慶應義塾大學 醫學部 졸업. 1951년부터 東京都濟生會 中央病院에 근무. 1971년 同病院 院長이 되었다. 현재, 慶應義塾大學醫學部 客員敎授를 겸임. 1977~1983년 日本糖尿病學會理事長을 역임. 당뇨병 완치에는 환자의 인생관의 전환이 필요하다는 입장에 서서 그 지도에 주력하고 있다.

옮긴이 · 장근오
1931년 부산 출생. 공사(空士) 수료. 행림출판 편집부장/월간「행림」편집국장/동아출판사 백과사전부 근무. 현, 편집 프로덕션「신원기획」근무.
역서 :「본초강목本草綱目)」외 의학 · 보건서적 및 소설 역본 다수.

건 강 상 담 전 화 : 02) 512-9188

당뇨병 극복할 수 있는 비결

2004년 6월 5일 14쇄 인쇄
2004년 6월 15일 14쇄 발행

●

저자 · 堀內光
역자 · 장근오
펴낸이 · 조종덕
펴낸곳 · 태웅출판사

●

135-821 · 서울 강남구 논현동 113-3
전화/515-9858~9, 팩스/515-1950
등록 번호/제 2-579호
등록일자/1988. 5. 26

●

* 파본 · 낙장본은 교환해 드립니다.

●

ISBN 89-7209-029-8

건강100+세시리즈

태웅건강100세시리즈①
당뇨병 극복할수 있는 비결
—당뇨병 고민을 해결해 드리는 책!
堀内光 / 張根五 옮김

태웅건강100세시리즈②
간장병 예방치료와 식이요법
—예방치료와 식이요법
市田文弘 / 韓明洙 옮김

태웅건강100세시리즈③
고혈압 예방치료와 식이요법
—고혈압은 선수치면 안심!!
山田和生 / 鄭雲喆 옮김

태웅건강100세시리즈⑧
성인병 자기건강체크법
—46가지 자기건강상태 평가문답진단법
桜井秀也 / 정운철 옮김

태웅건강100세시리즈⑨
불면증 당신도 고칠 수 있다
—잠을 이루지 못하는 분을 위하여!!
大原健士郎 / 한명수 옮김

태웅건강100세시리즈⑩
신비의 발(足)건강 24시
—발바닥 자극으로 생동감있는 하루를!!
竹之内診佐夫 / 李實相 옮김

태웅건강100세시리즈⑪
도인술 사랑의 건강법
—음양화합의 방중술과 양생의 비방
金亞鼎 편저

*태웅건강 100세 시리즈는 계속 나옵니다.

건강100세시리즈 1

당뇨병 극복할수있는비결

「NHK 안녕하세요 광장」編

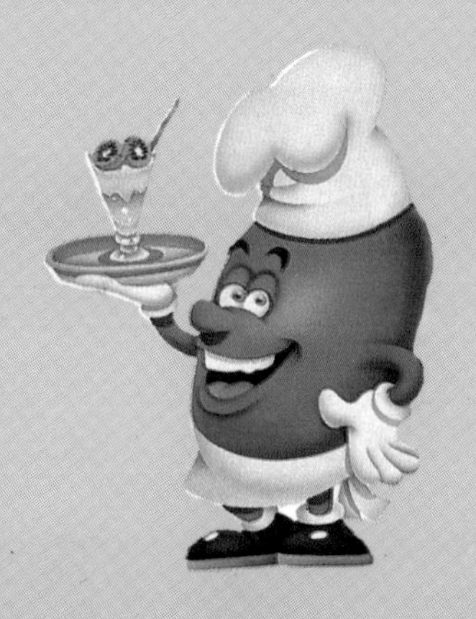

ISBN 89-7209-029-8

● 값 5,000원